U0027486

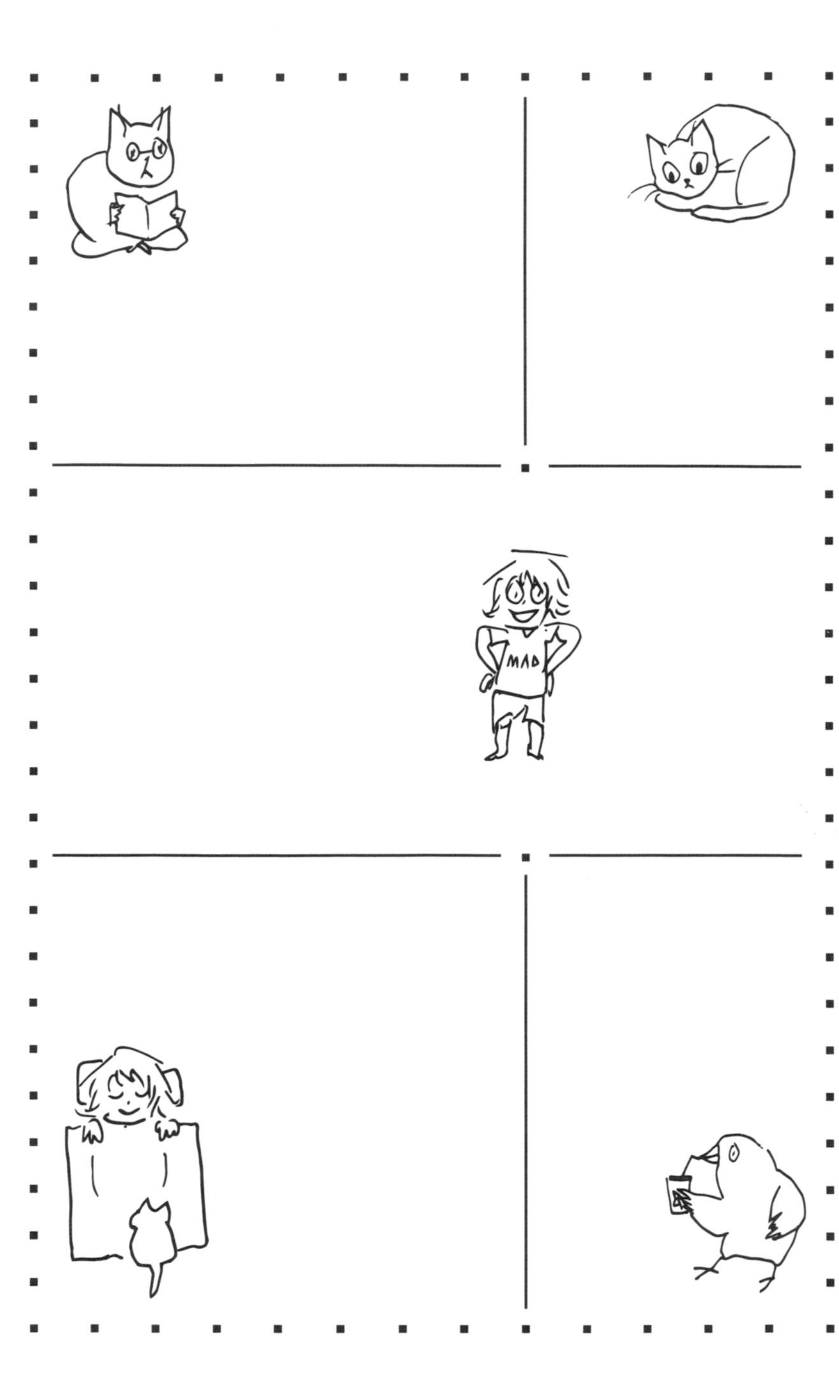
MAD

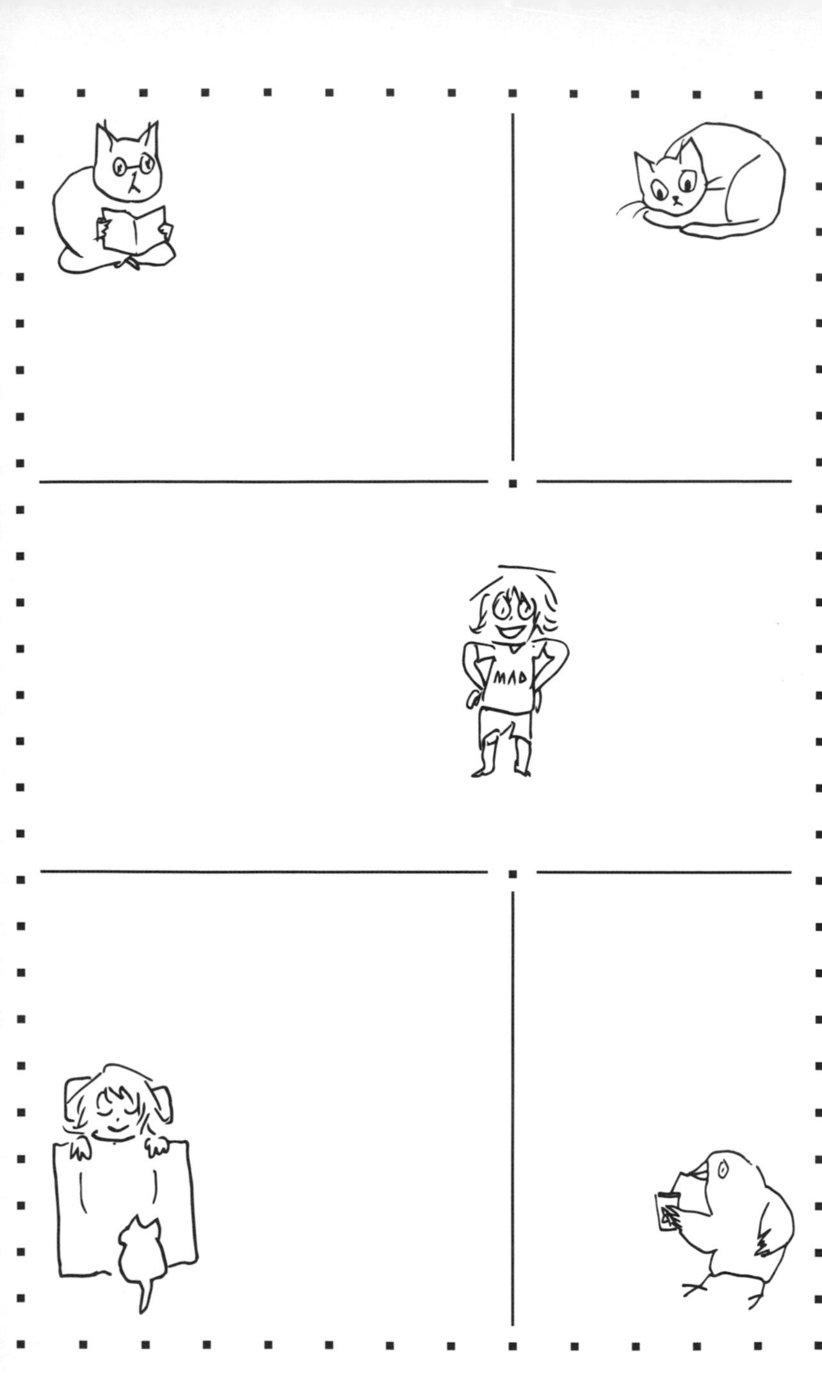
MAD

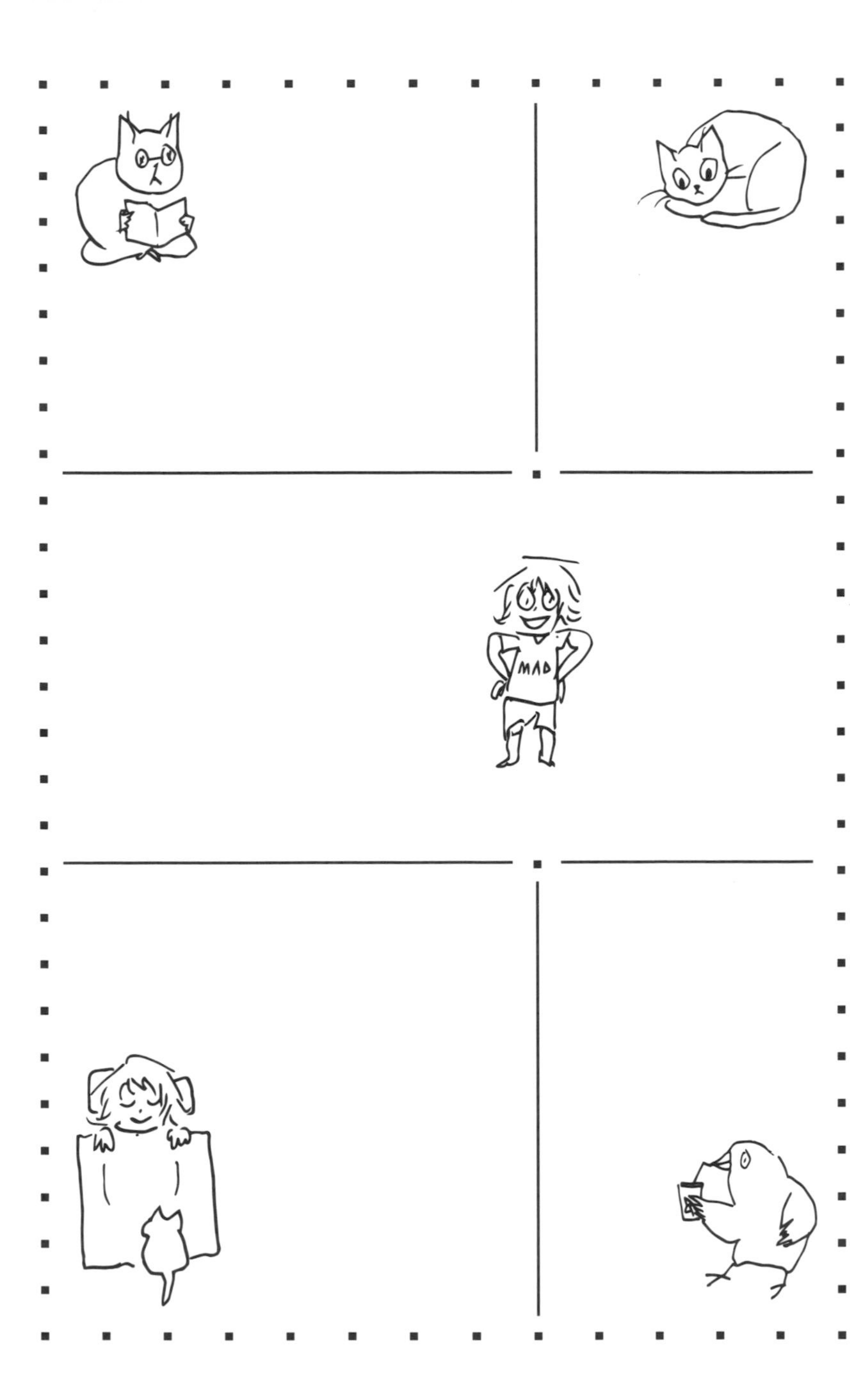
MAD

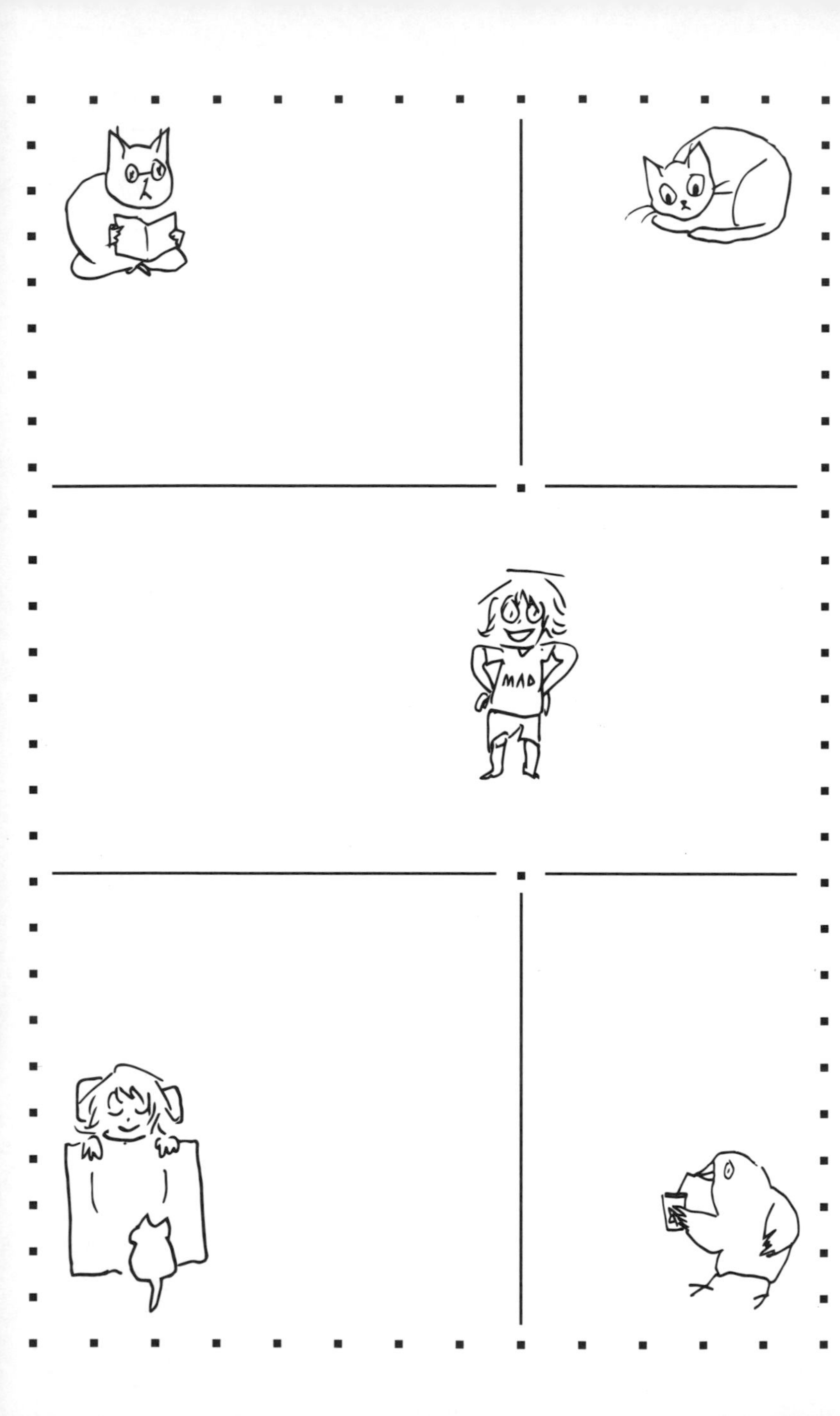
MAD

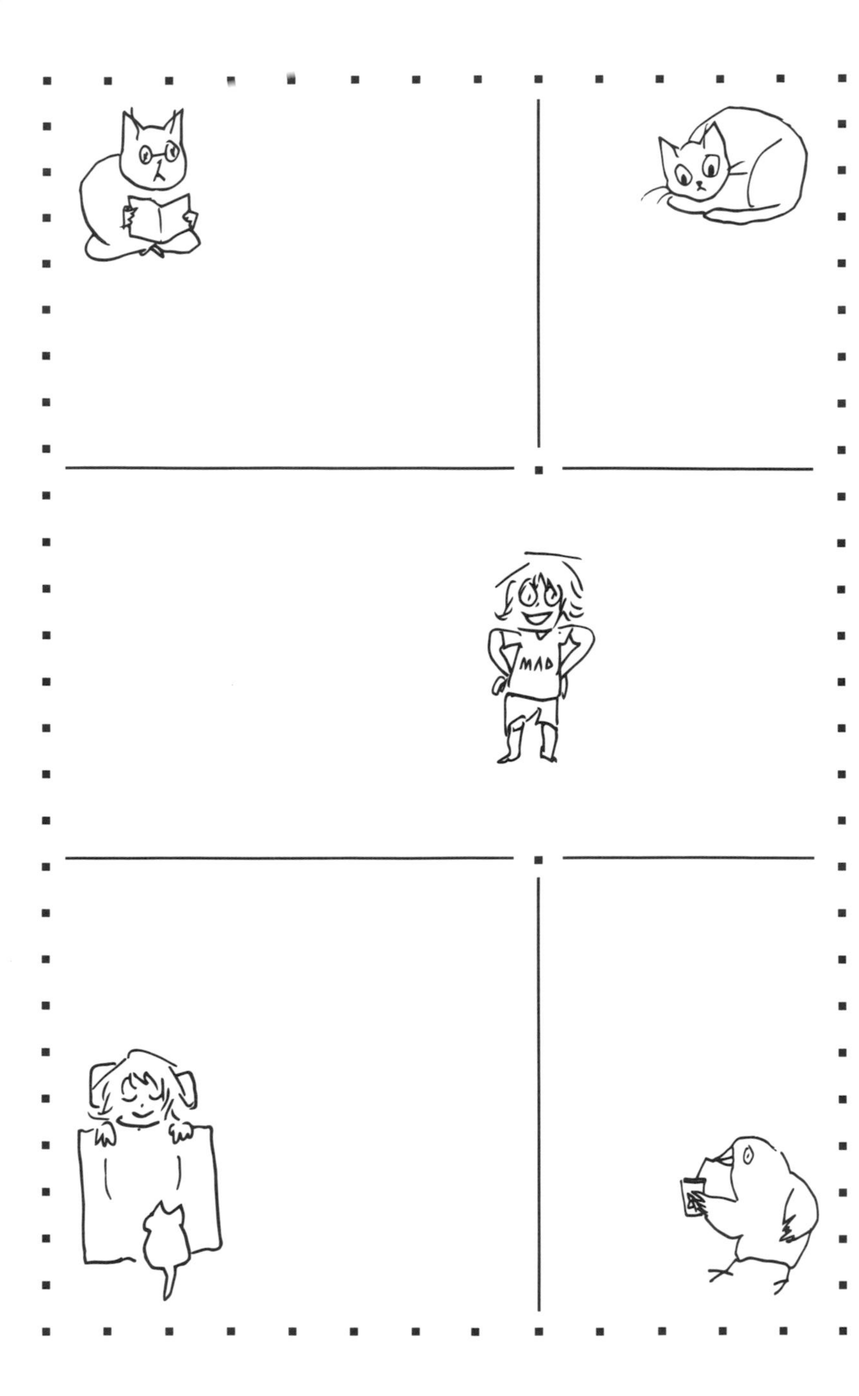
MAD

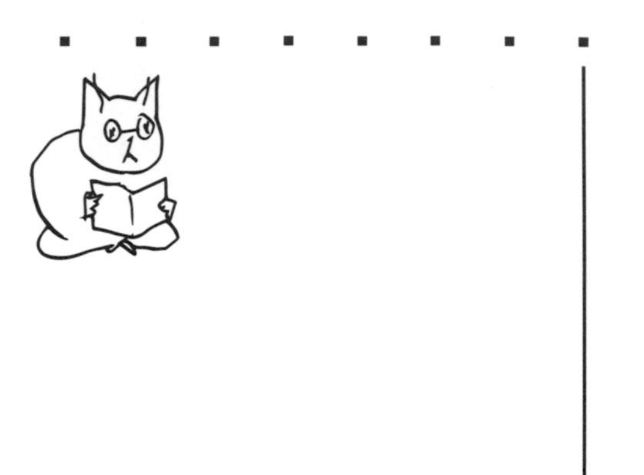

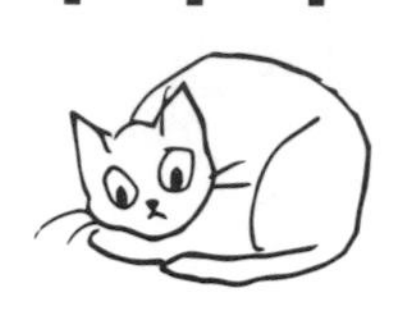

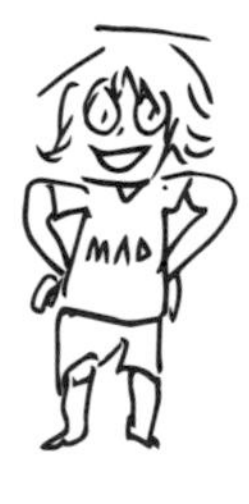
MAD

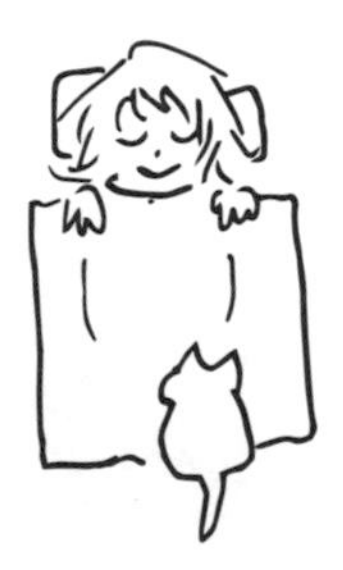

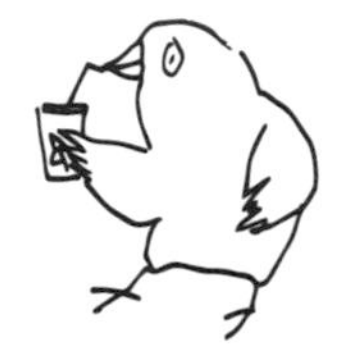

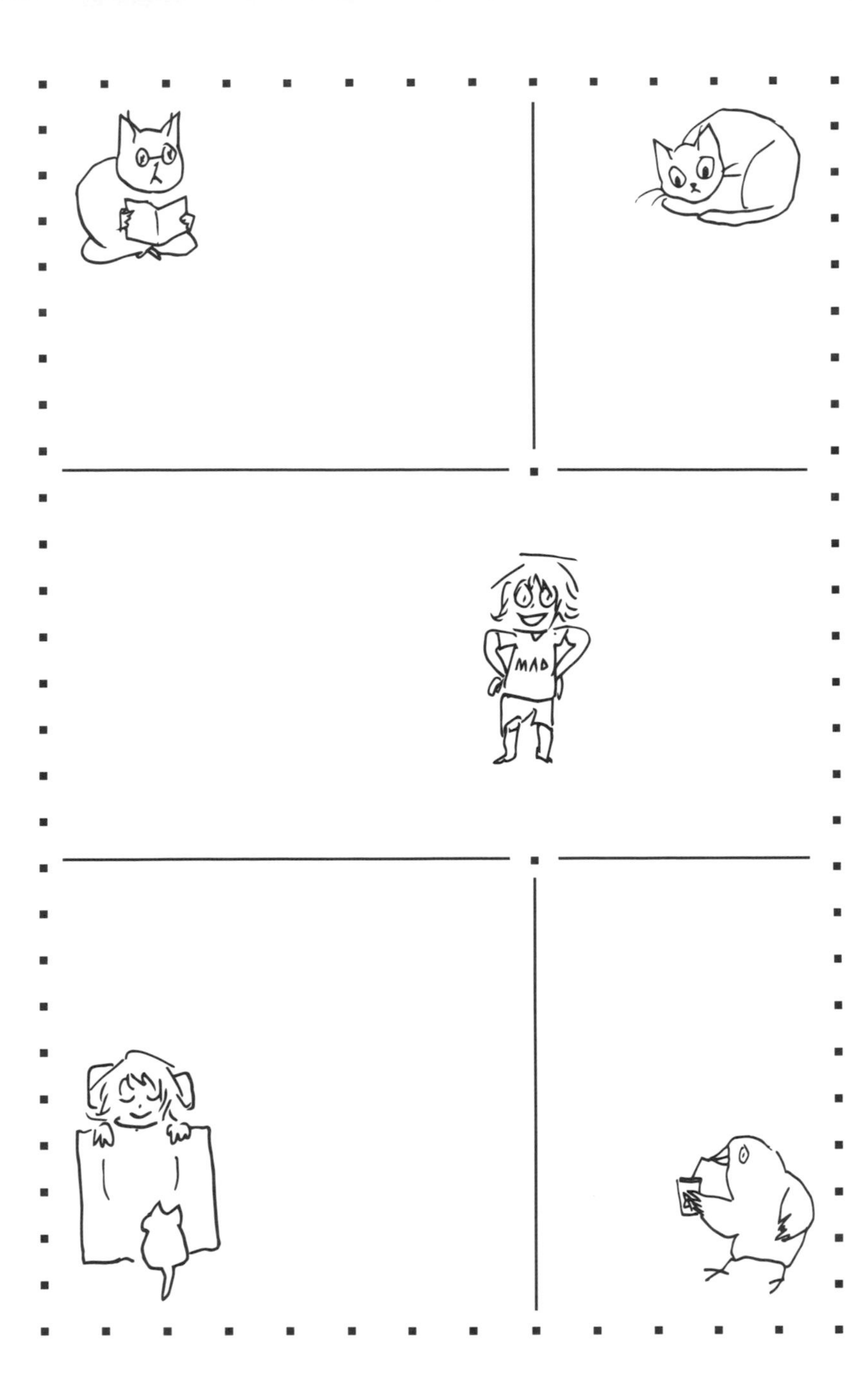
MAD

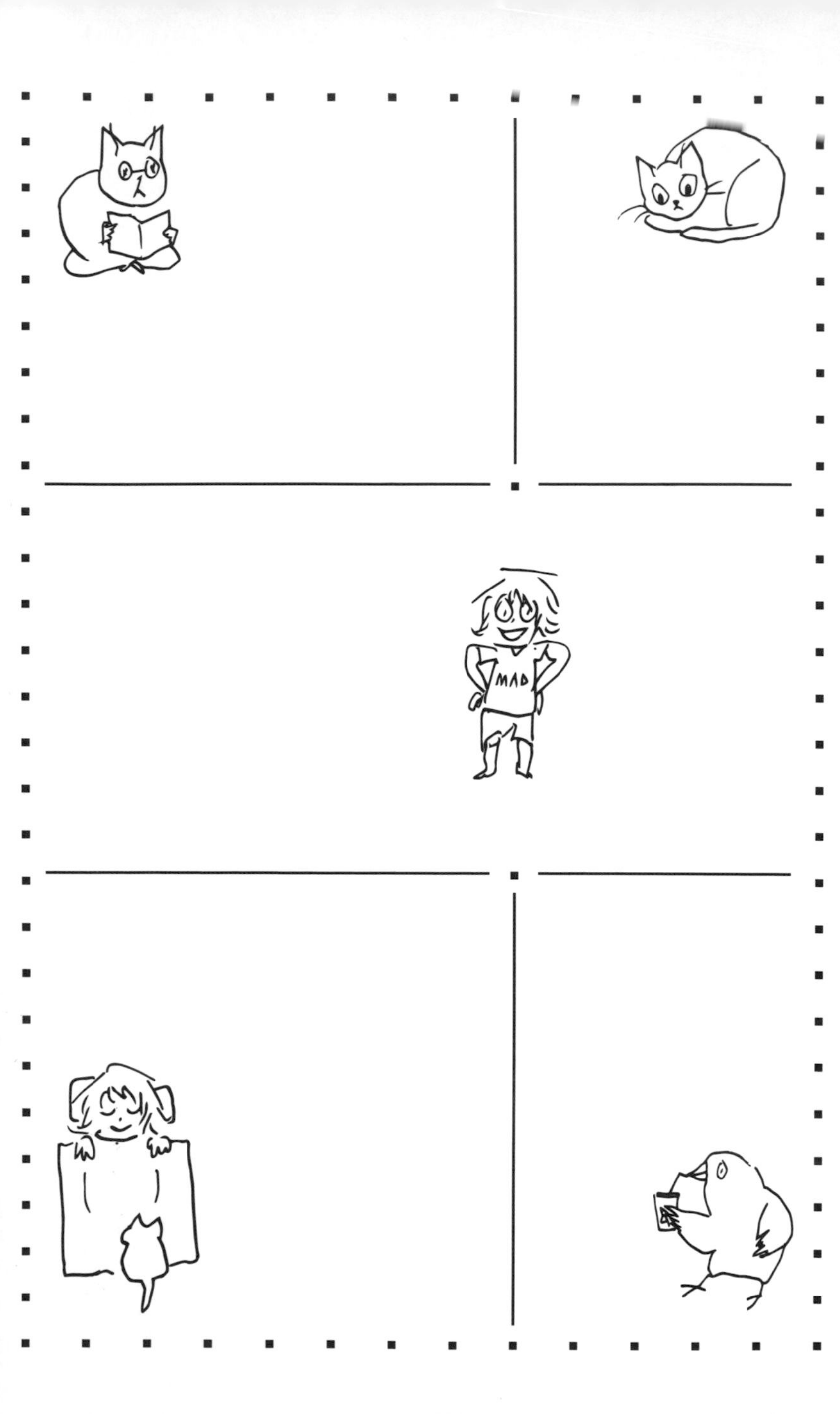
MAD

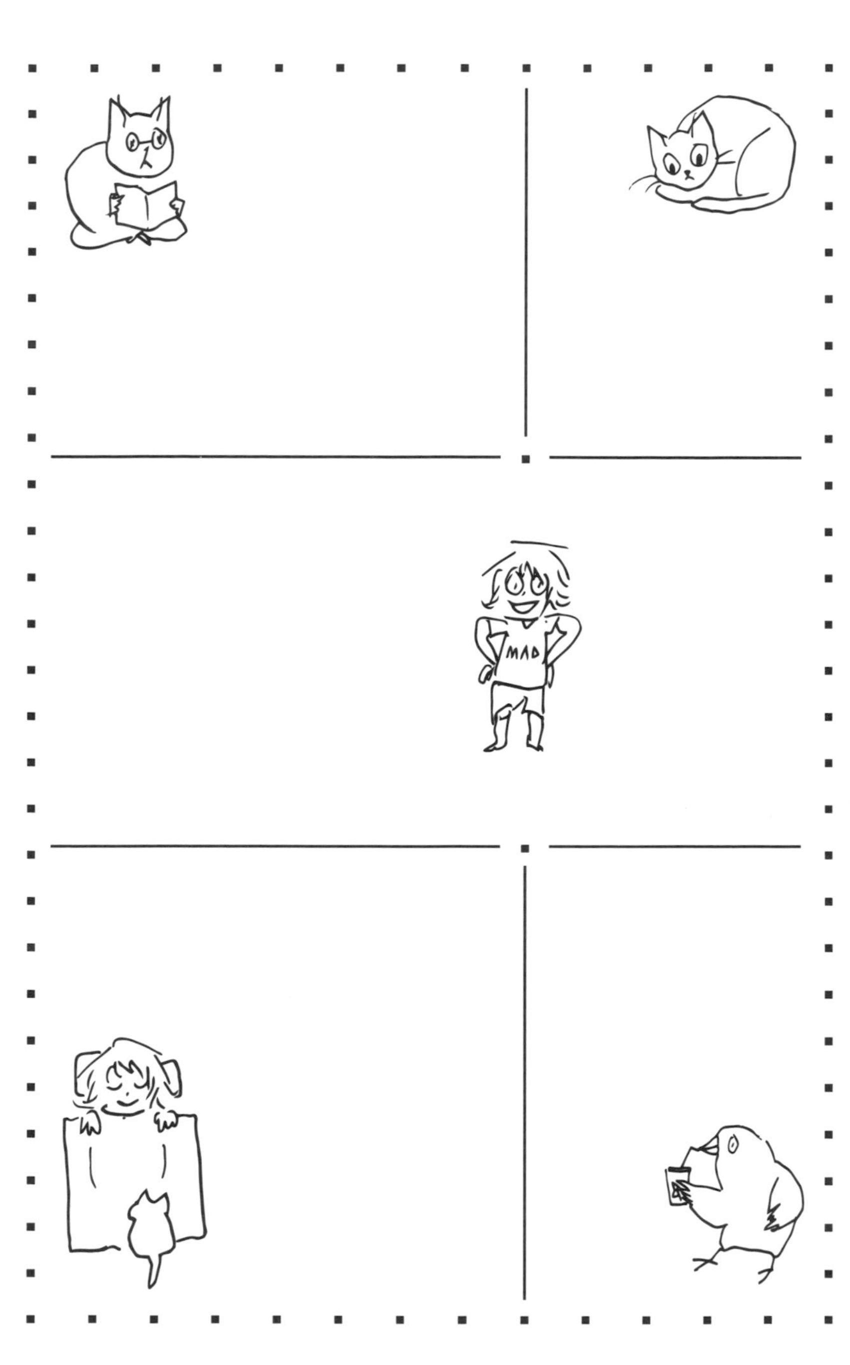
MAD

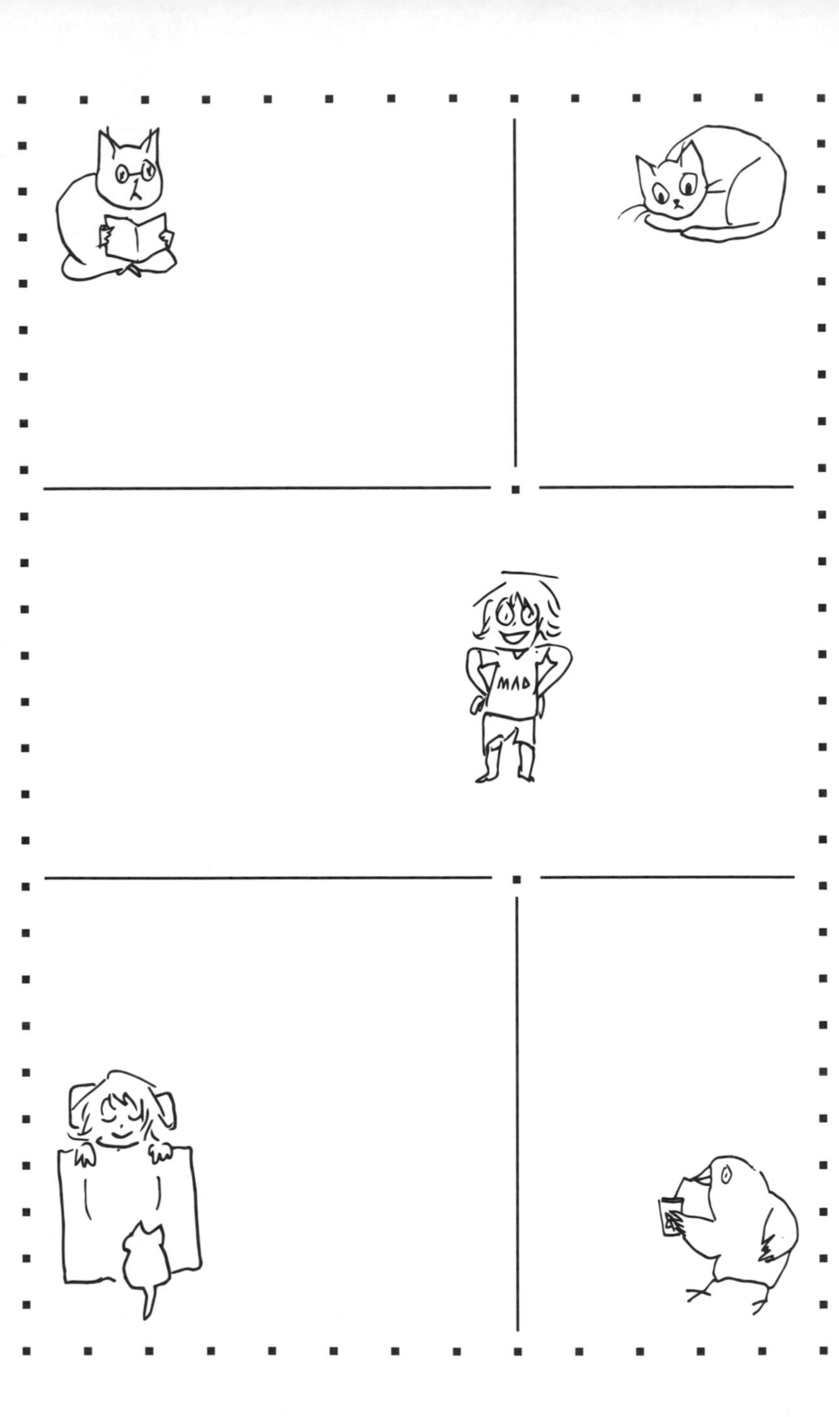
MAD

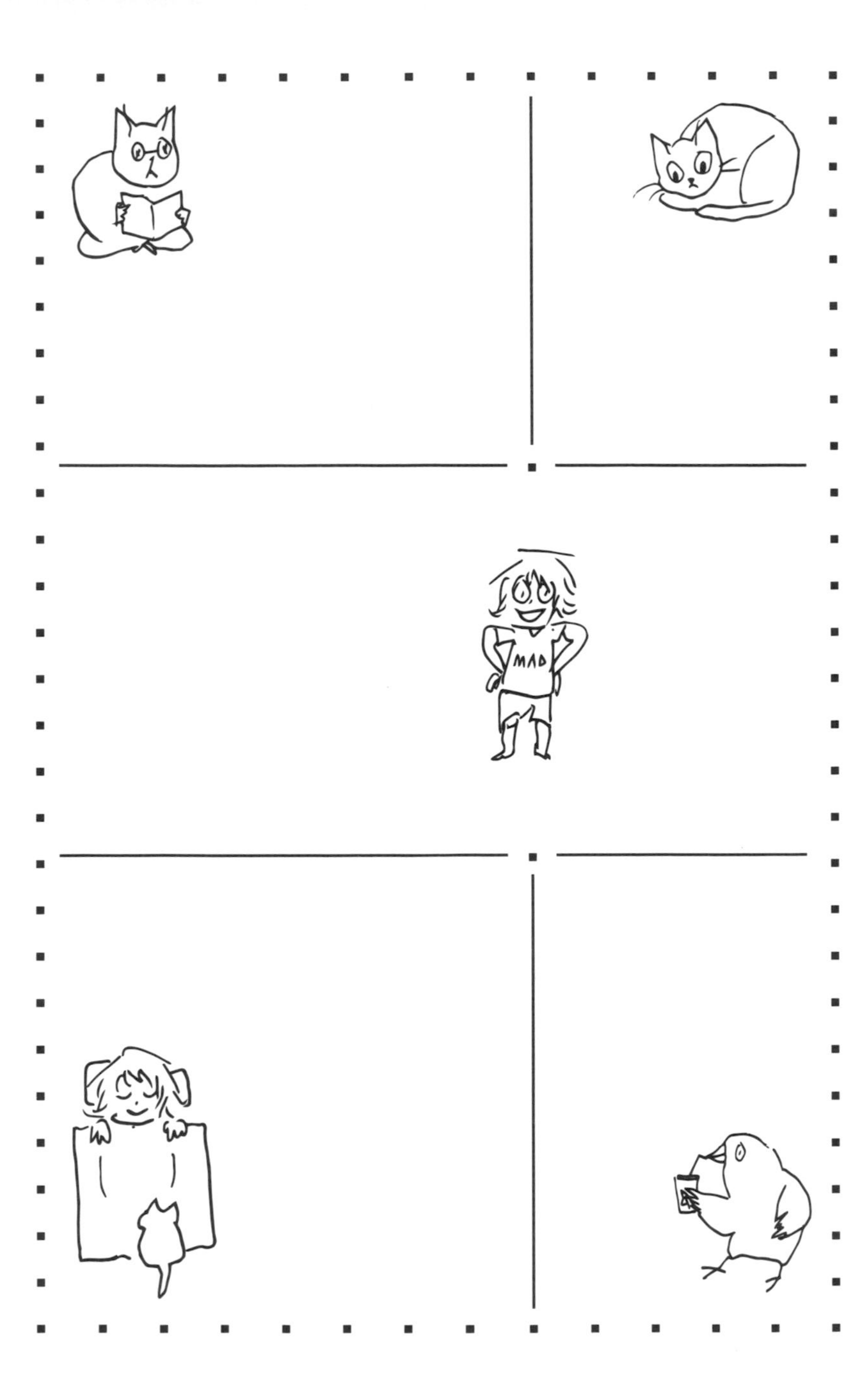
MAD

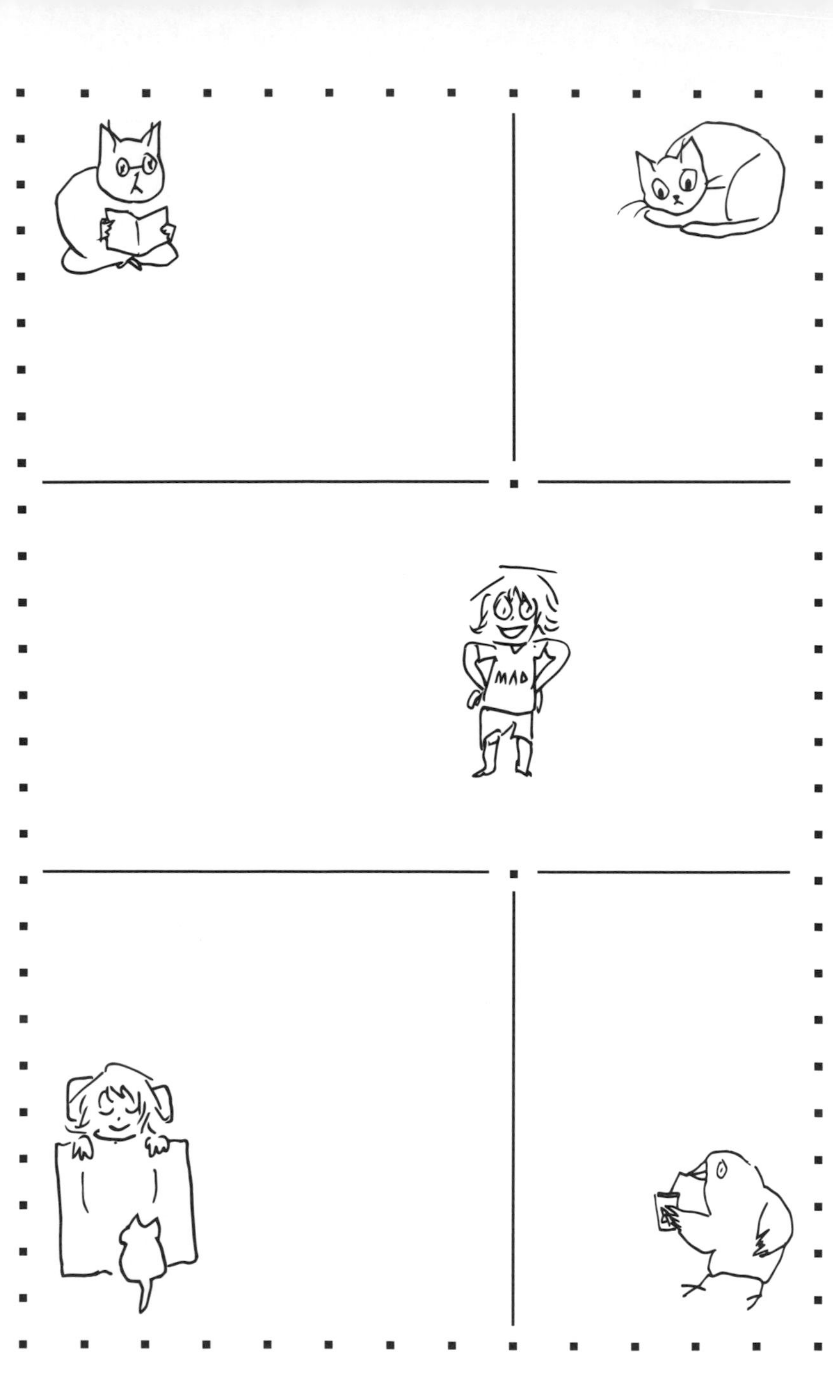
MAD

年　月　日

藥
☐早上　☐中午
☐晚上

用餐
☐早餐　☐午餐
☐晚餐　☐宵夜

睡眠
：　—　：

心情

活動

水　蔬菜　打掃　散步　洗澡

外出

消費

其他

今日紀錄

年　　月　　日

藥
☐早上　☐中午
☐晚上

用餐
☐早餐　☐午餐
☐晚餐　☐宵夜

睡眠
:　—　:

心情

活動

水　蔬菜　打掃　散步　洗澡

外出

消費

其他

今日紀錄

年　　月　　日

藥
☐早上　☐中午
☐晚上

用餐
☐早餐　☐午餐
☐晚餐　☐宵夜

睡眠
：　—　：

心情

活動

水　蔬菜　打掃　散步　洗澡

外出

消費

其他

今日紀錄

年　　月　　日

藥
☐早上　☐中午
☐晚上

用餐
☐早餐　☐午餐
☐晚餐　☐宵夜

睡眠
:　—　:

心情

活動

水　蔬菜　打掃　散步　洗澡

外出

消費

其他

今日紀錄

年　　月　　日

藥
☐早上　☐中午
☐晚上

用餐
☐早餐　☐午餐
☐晚餐　☐宵夜

睡眠
：　—　：

心情

活動

水　蔬菜　打掃　散步　洗澡

外出

消費

其他

今日紀錄

年　　月　　日

藥
☐早上　☐中午
☐晚上

用餐
☐早餐　☐午餐
☐晚餐　☐宵夜

睡眠
:　—　:

心情

活動

水　蔬菜　打掃　散步　洗澡

外出

消費

其他

今日紀錄

年　　月　　日

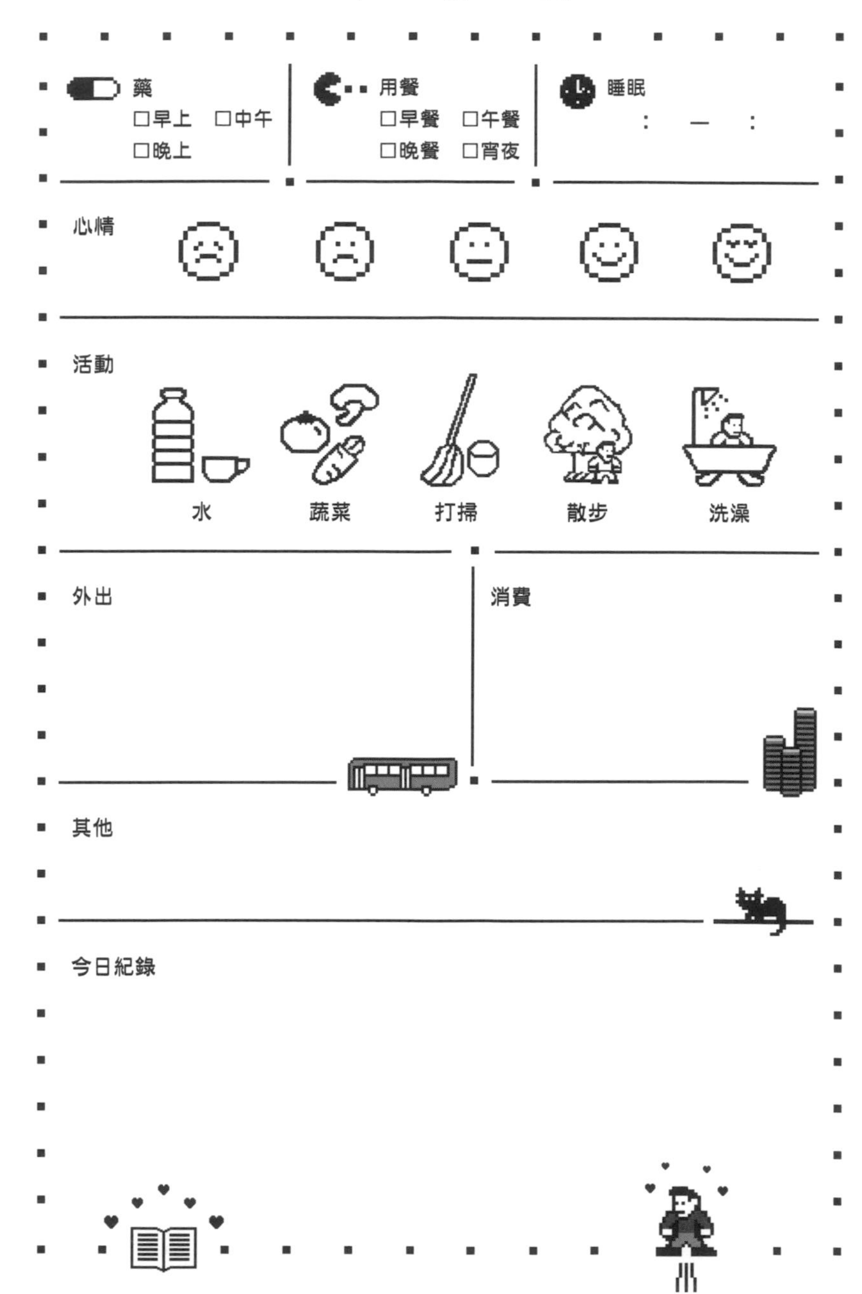

藥
□早上　□中午
□晚上

用餐
□早餐　□午餐
□晚餐　□宵夜

睡眠
：　—　：

心情

活動
水　蔬菜　打掃　散步　洗澡

外出

消費

其他

今日紀錄

年　　月　　日

藥
□早上　□中午
□晚上

用餐
□早餐　□午餐
□晚餐　□宵夜

睡眠
:　—　:

心情

活動

水　蔬菜　打掃　散步　洗澡

外出

消費

其他

今日紀錄

年　月　日

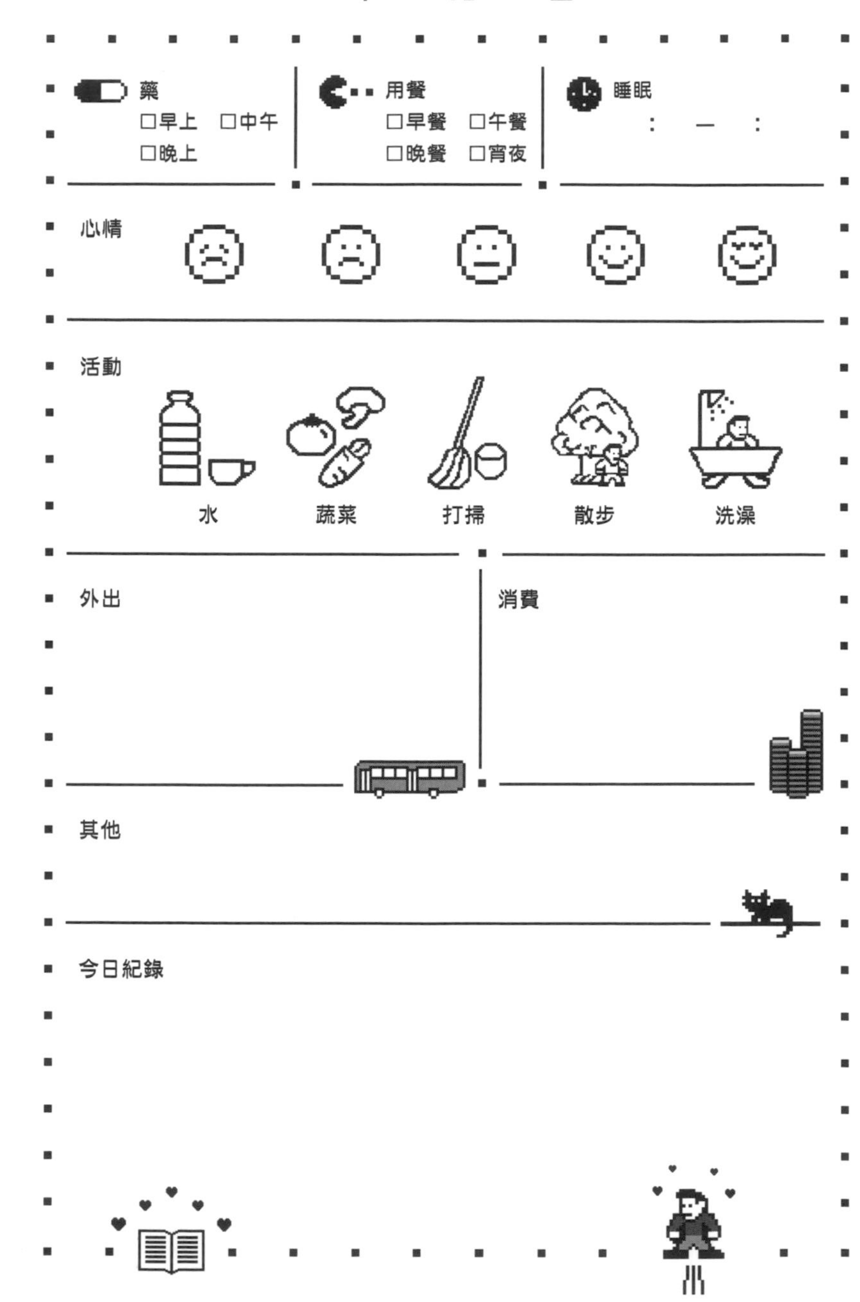
藥
□早上　□中午
□晚上
用餐
□早餐　□午餐
□晚餐　□宵夜
睡眠
:　—　:
心情
活動
水
蔬菜
打掃
散步
洗澡
外出
消費
其他
今日紀錄

年　　月　　日

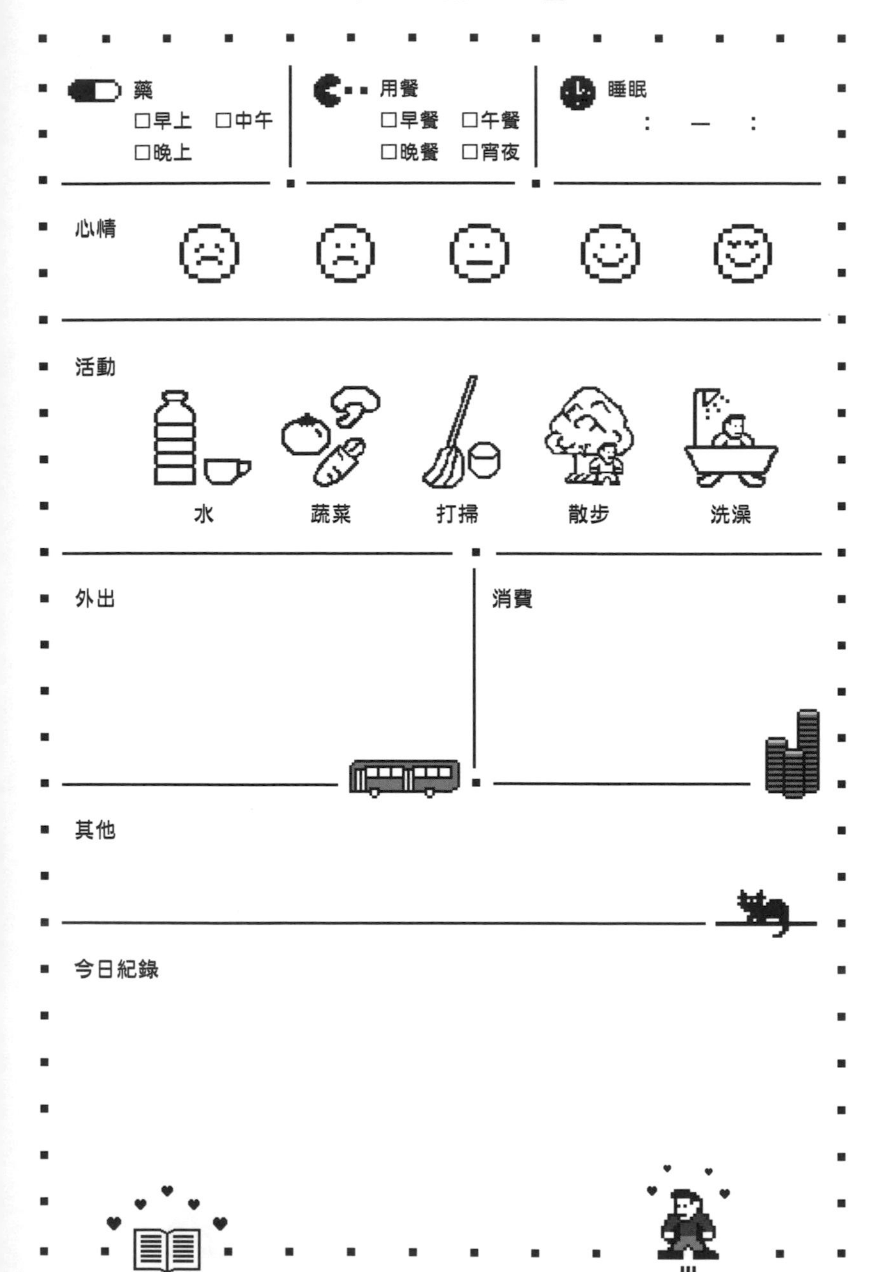

藥
□早上　□中午
□晚上

用餐
□早餐　□午餐
□晚餐　□宵夜

睡眠
:　—　:

心情

活動
水　蔬菜　打掃　散步　洗澡

外出

消費

其他

今日紀錄

年　　月　　日

藥
☐早上　☐中午
☐晚上

用餐
☐早餐　☐午餐
☐晚餐　☐宵夜

睡眠
:　—　:

心情

活動

水　蔬菜　打掃　散步　洗澡

外出

消費

其他

今日紀錄

年　月　日

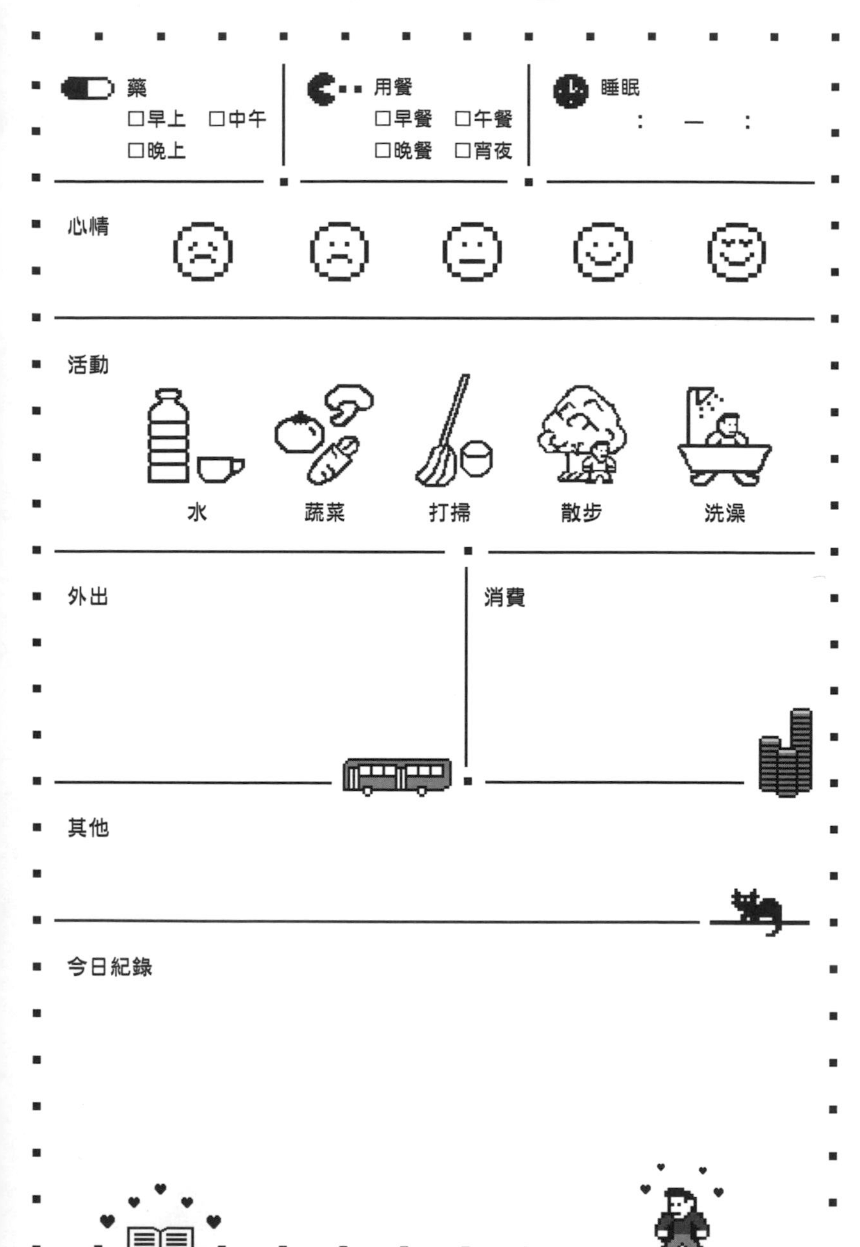
藥
☐早上　☐中午
☐晚上

用餐
☐早餐　☐午餐
☐晚餐　☐宵夜

睡眠
:　—　:

心情

活動
水　蔬菜　打掃　散步　洗澡

外出

消費

其他

今日紀錄

年　　月　　日

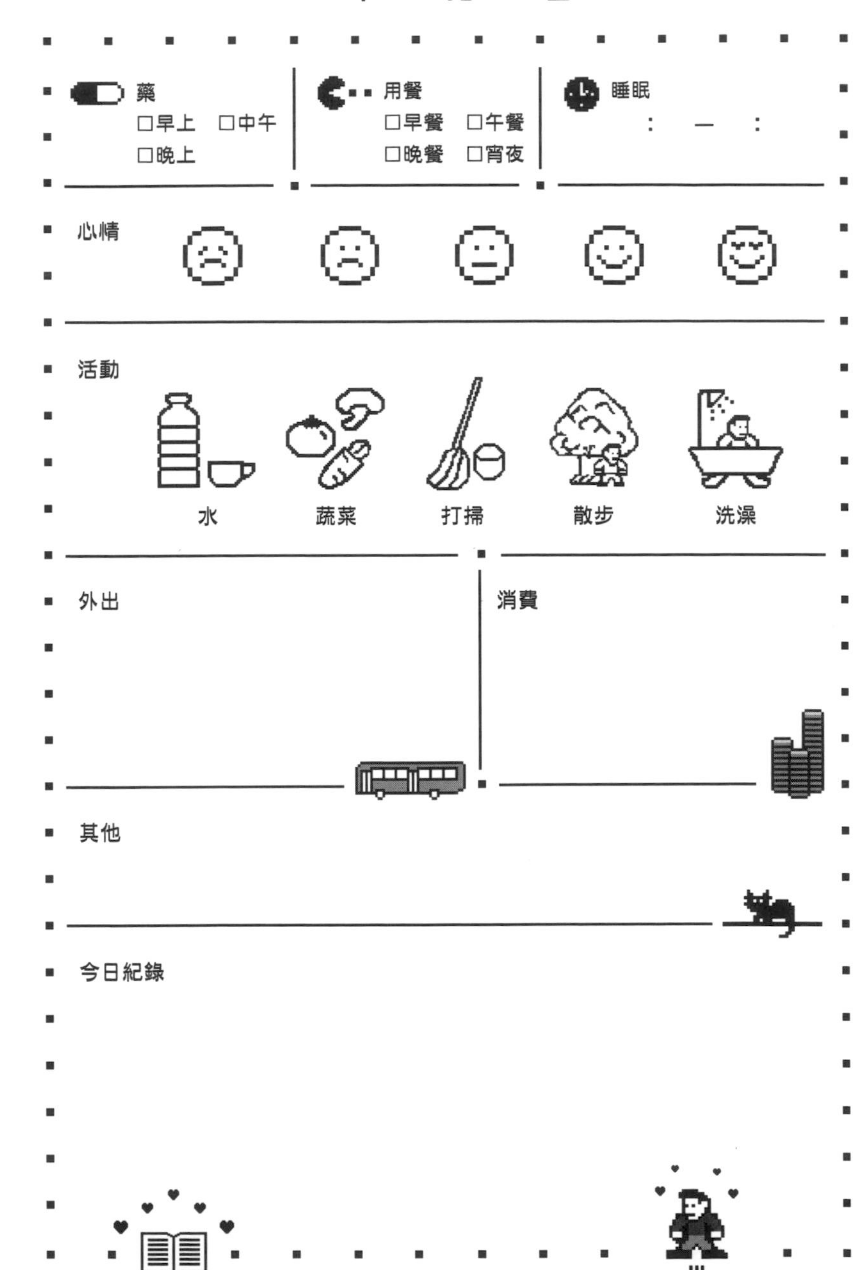
藥
□早上　□中午
□晚上
用餐
□早餐　□午餐
□晚餐　□宵夜
睡眠
:　—　:
心情
活動
水
蔬菜
打掃
散步
洗澡
外出
消費
其他
今日紀錄

年　月　日

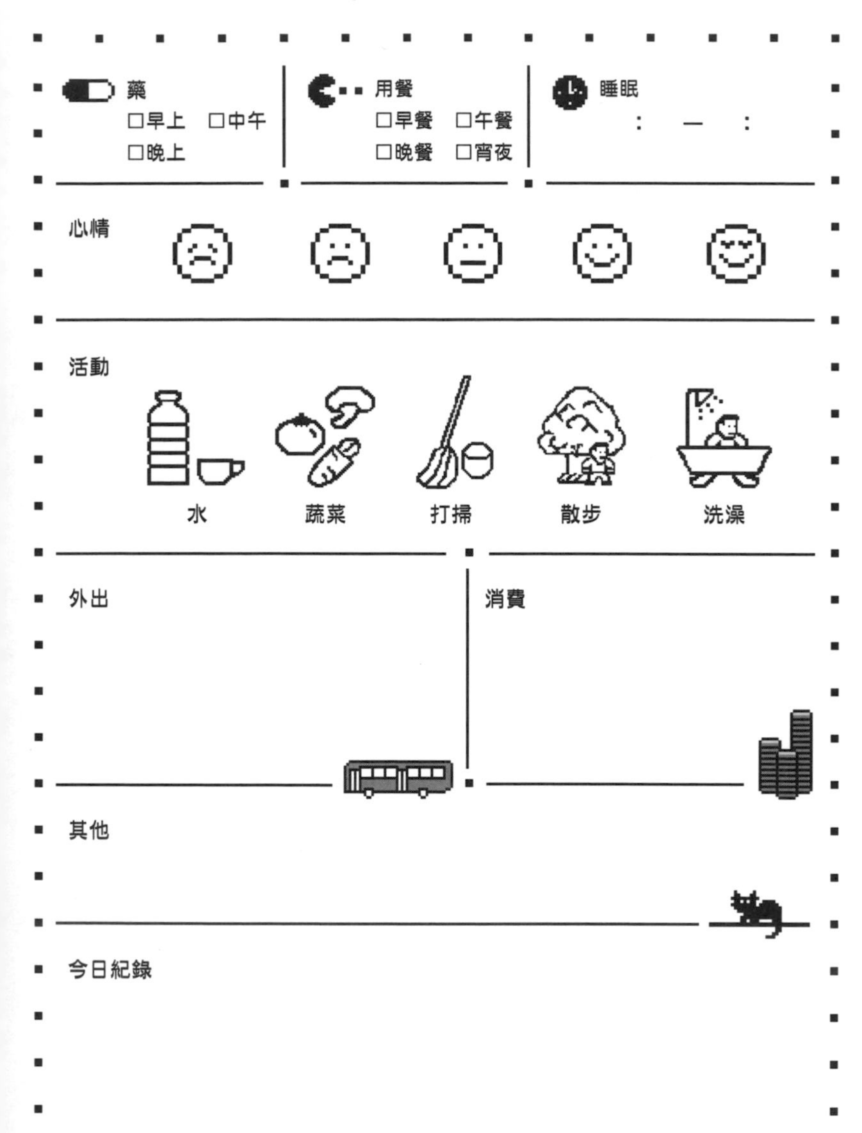

藥
☐早上　☐中午
☐晚上

用餐
☐早餐　☐午餐
☐晚餐　☐宵夜

睡眠
:　—　:

心情

活動
水　蔬菜　打掃　散步　洗澡

外出

消費

其他

今日紀錄

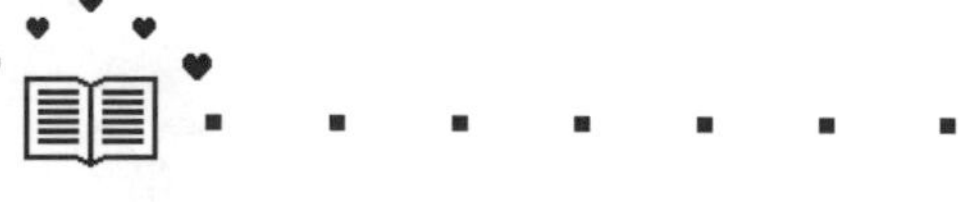

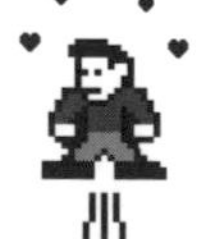

年　月　日

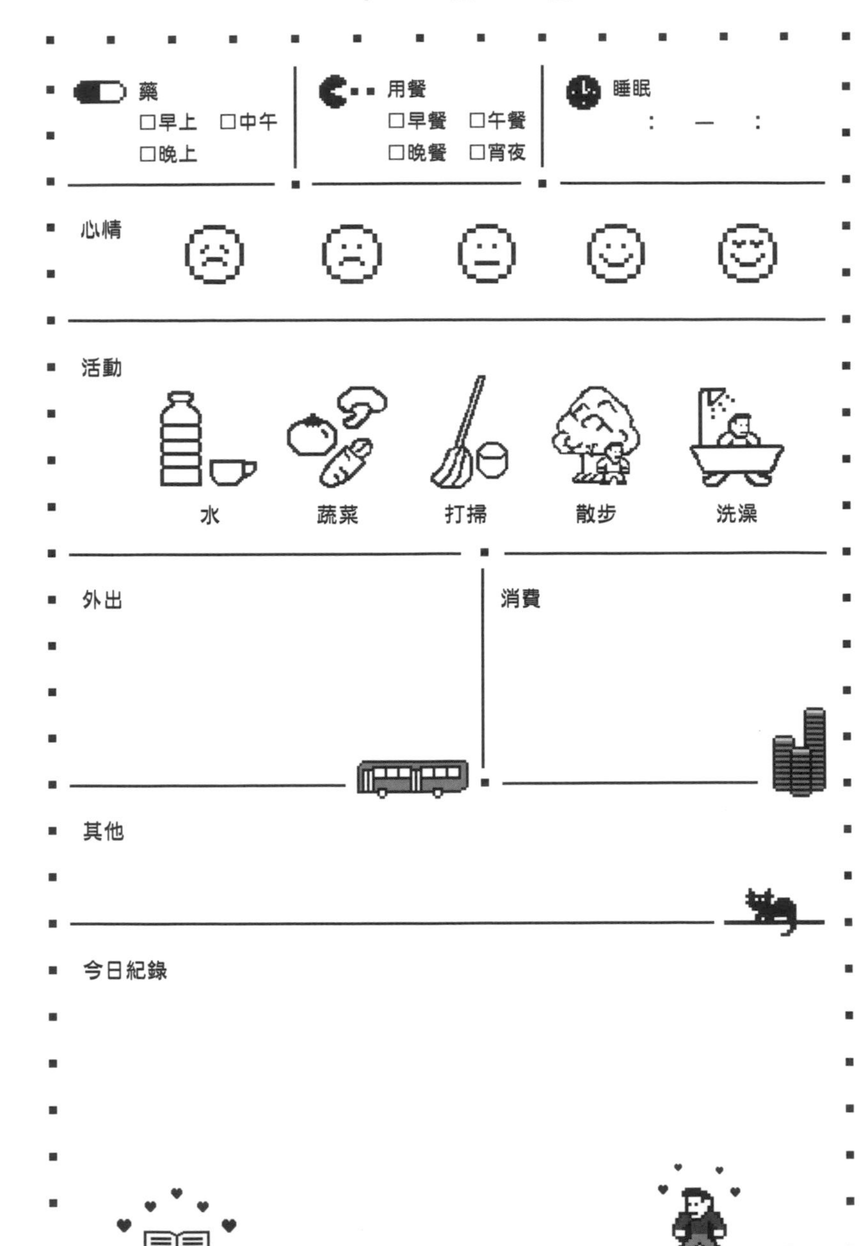
藥
□早上　□中午
□晚上
用餐
□早餐　□午餐
□晚餐　□宵夜
睡眠
:　—　:
心情
活動
水
蔬菜
打掃
散步
洗澡
外出
消費
其他
今日紀錄

年　　月　　日

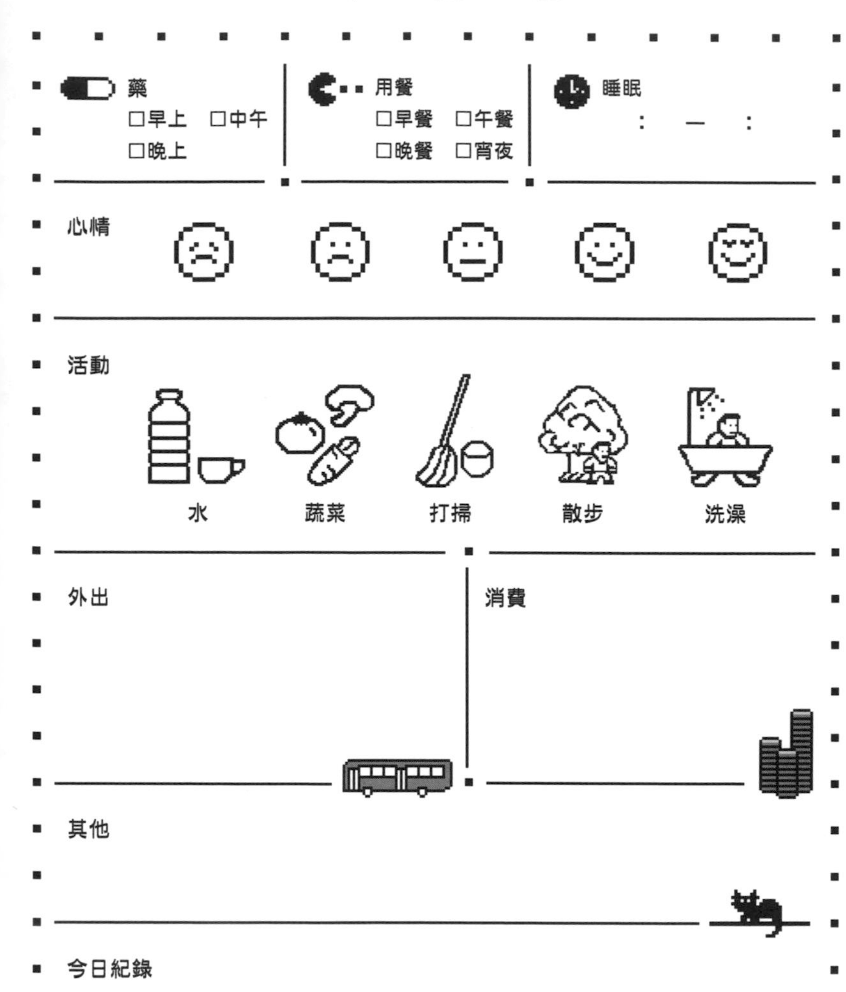
藥
□早上　□中午
□晚上
用餐
□早餐　□午餐
□晚餐　□宵夜
睡眠
:　—　:
心情
活動
水
蔬菜
打掃
散步
洗澡
外出
消費

其他

今日紀錄

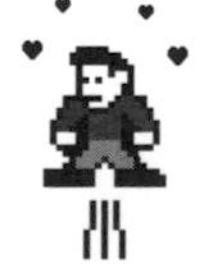

年　　月　　日

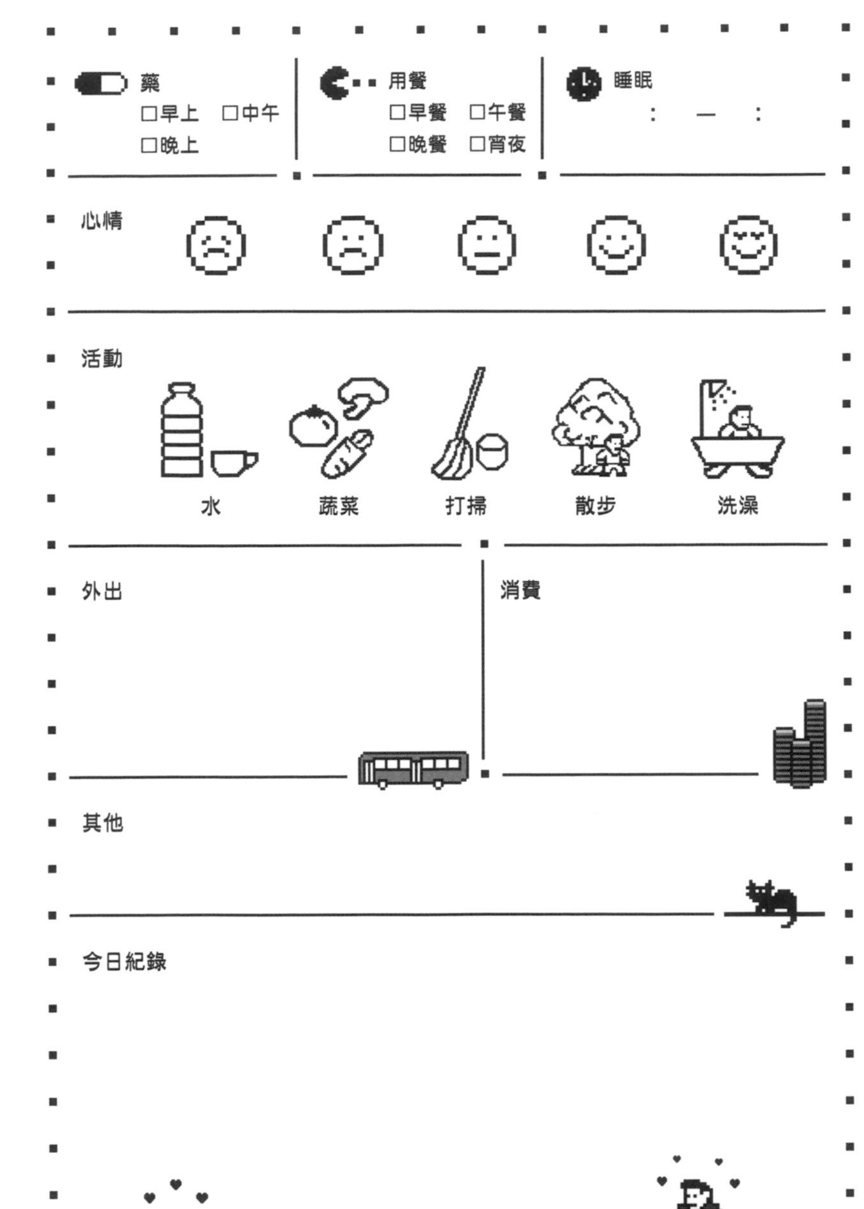

藥
□早上　□中午
□晚上
用餐
□早餐　□午餐
□晚餐　□宵夜
睡眠
:　—　:
心情
活動
水
蔬菜
打掃
散步
洗澡
外出
消費
其他
今日紀錄

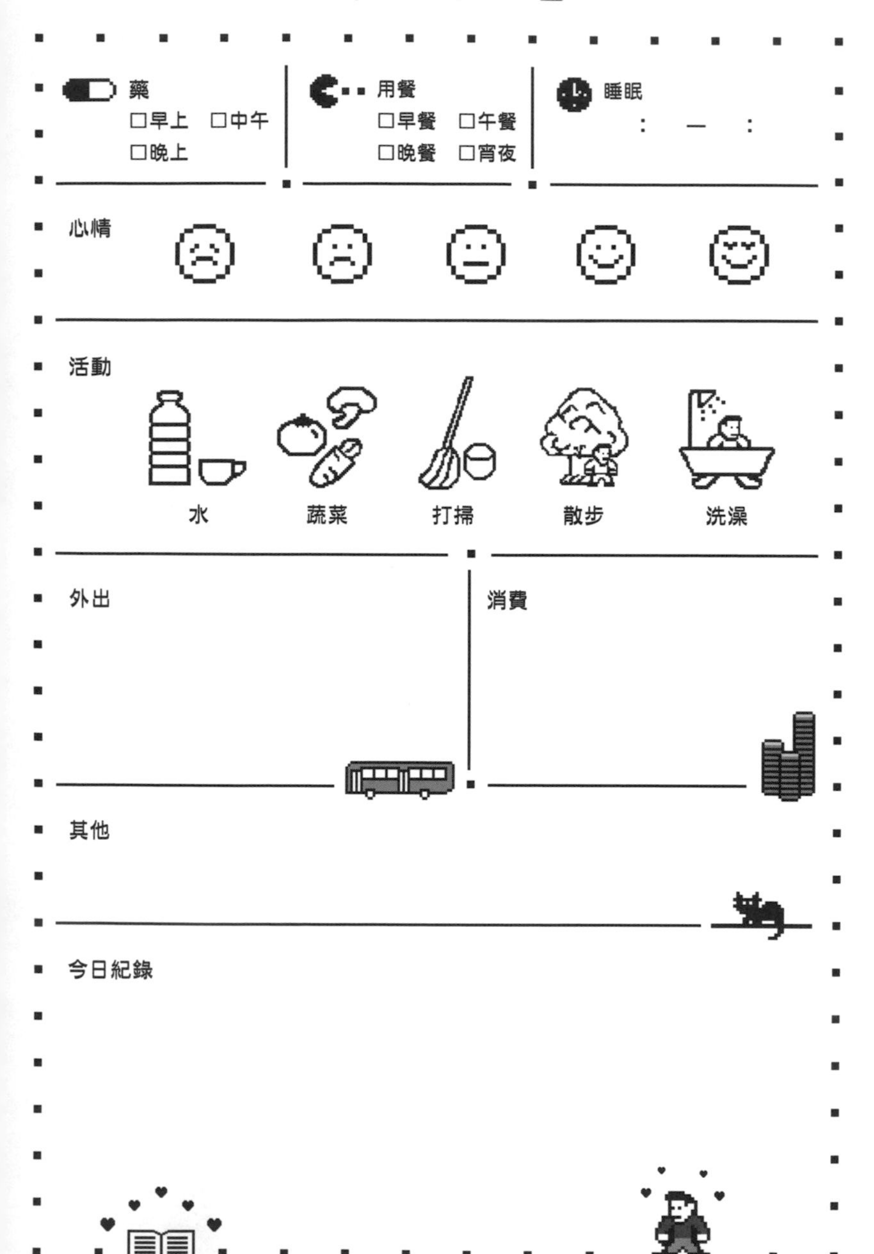
年 月 日
藥
☐早上 ☐中午
☐晚上
用餐
☐早餐 ☐午餐
☐晚餐 ☐宵夜
睡眠
: — :
心情
活動
水
蔬菜
打掃
散步
洗澡
外出
消費
其他
今日紀錄

年　月　日

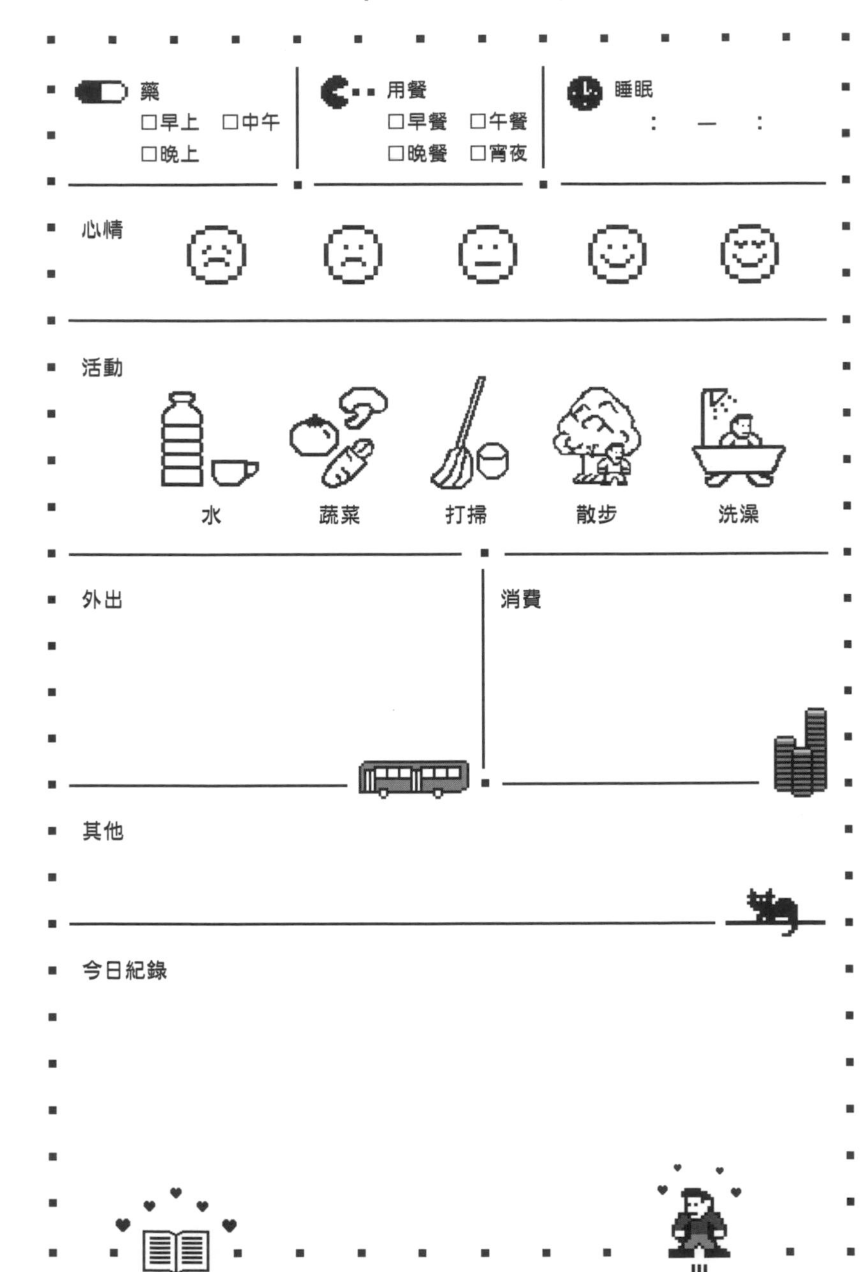
藥
□早上　□中午
□晚上

用餐
□早餐　□午餐
□晚餐　□宵夜

睡眠
:　—　:

心情

活動
水　蔬菜　打掃　散步　洗澡

外出

消費

其他

今日紀錄

年　　月　　日

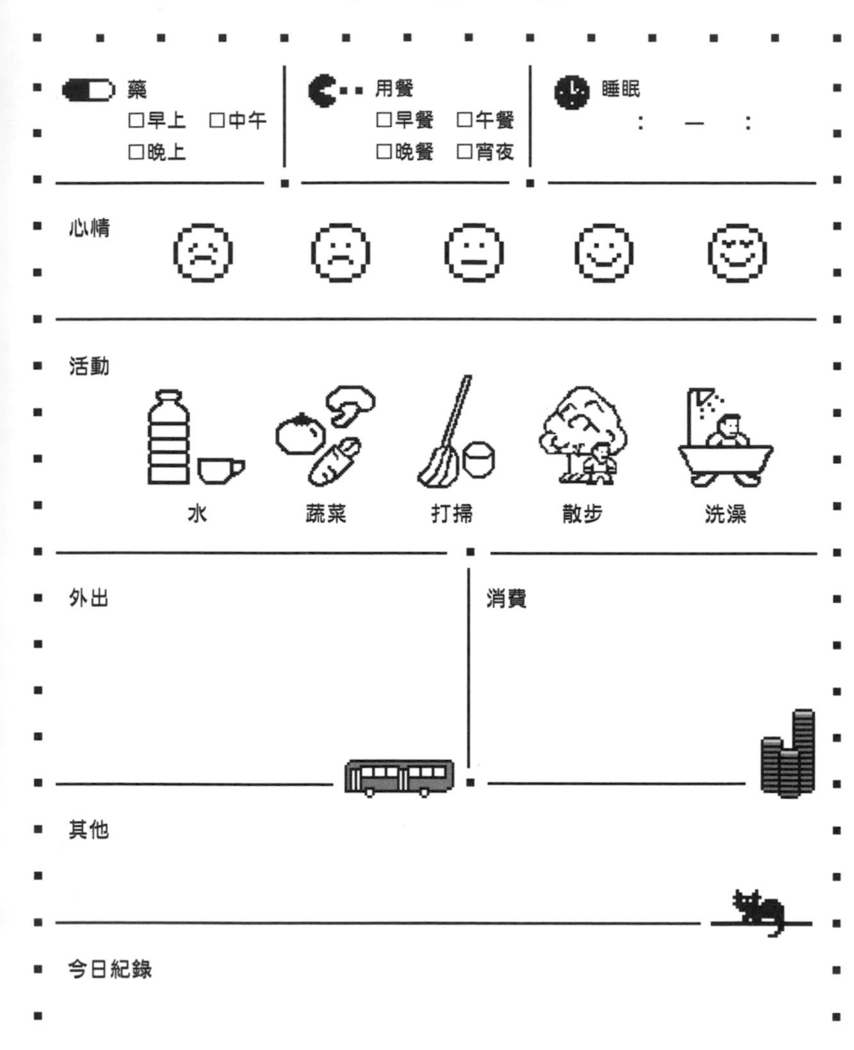

藥

☐早上　☐中午

☐晚上

用餐

☐早餐　☐午餐

☐晚餐　☐宵夜

睡眠

:　—　:

心情

活動

水　蔬菜　打掃　散步　洗澡

外出

消費

其他

今日紀錄

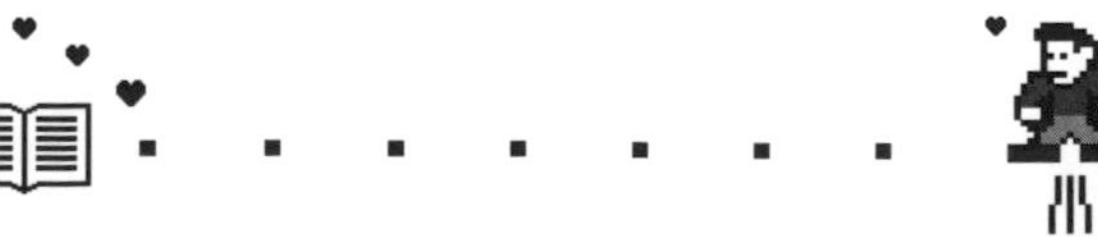

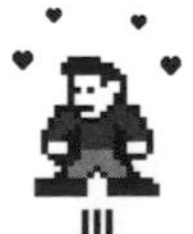

年　月　日

藥
☐早上　☐中午
☐晚上

用餐
☐早餐　☐午餐
☐晚餐　☐宵夜

睡眠
:　—　:

心情

活動

水　蔬菜　打掃　散步　洗澡

外出

消費

其他

今日紀錄

年　月　日

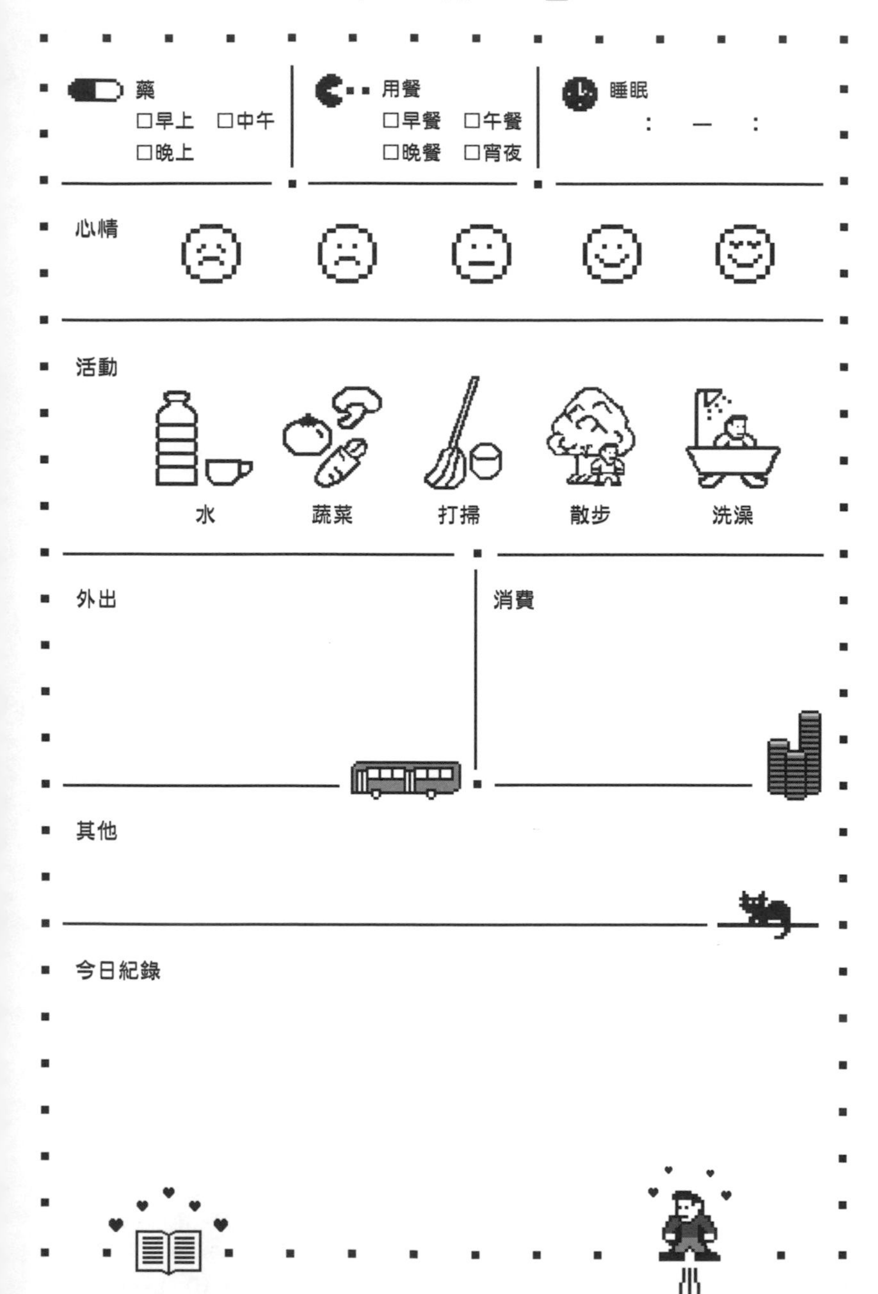
藥
□早上 □中午
□晚上
用餐
□早餐 □午餐
□晚餐 □宵夜
睡眠
: — :
心情
活動
水
蔬菜
打掃
散步
洗澡
外出
消費
其他
今日紀錄

年　月　日

藥
☐早上　☐中午
☐晚上

用餐
☐早餐　☐午餐
☐晚餐　☐宵夜

睡眠
:　—　:

心情

活動

水　蔬菜　打掃　散步　洗澡

外出

消費

其他

今日紀錄

年　月　日

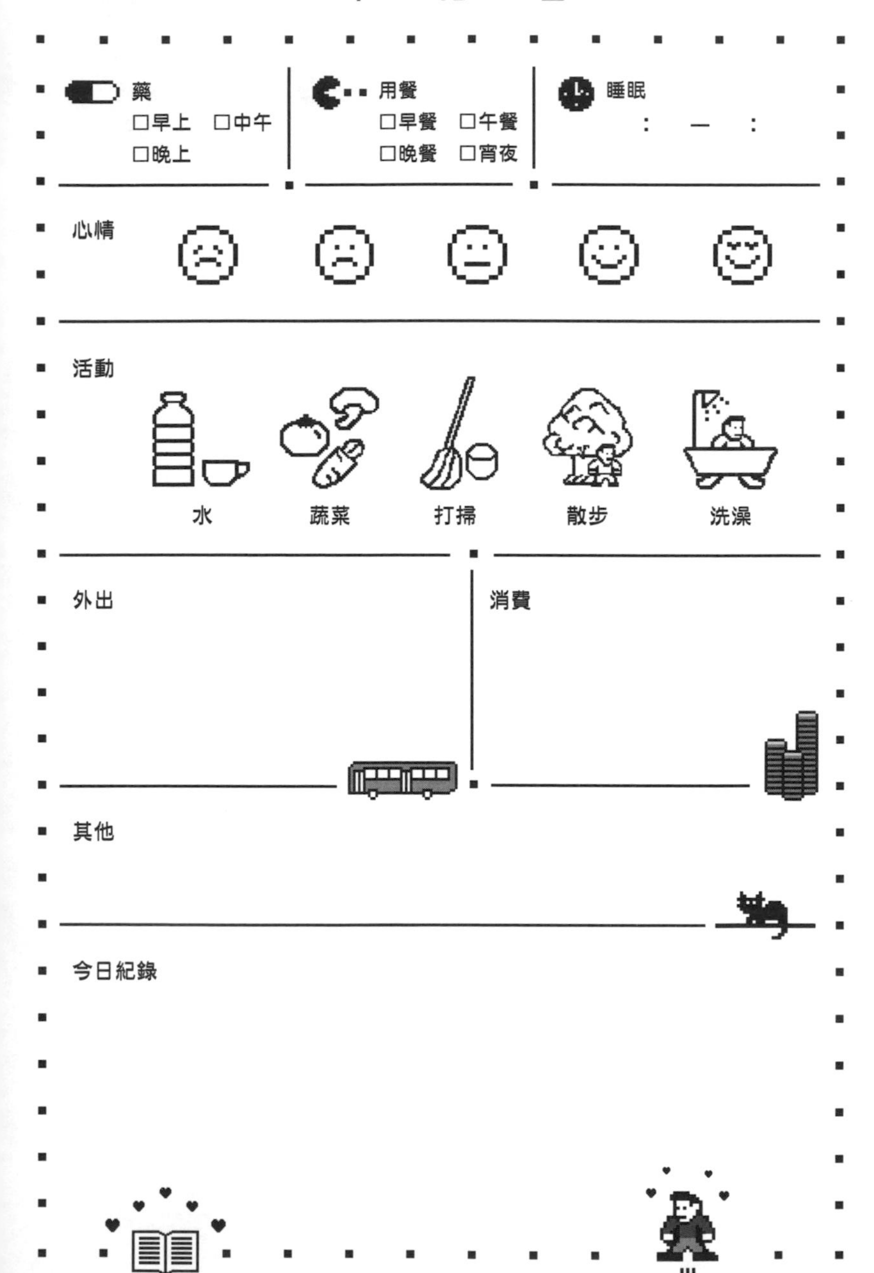

藥
□早上　□中午
□晚上

用餐
□早餐　□午餐
□晚餐　□宵夜

睡眠
:　—　:

心情

活動

水　蔬菜　打掃　散步　洗澡

外出

消費

其他

今日紀錄

年　　月　　日

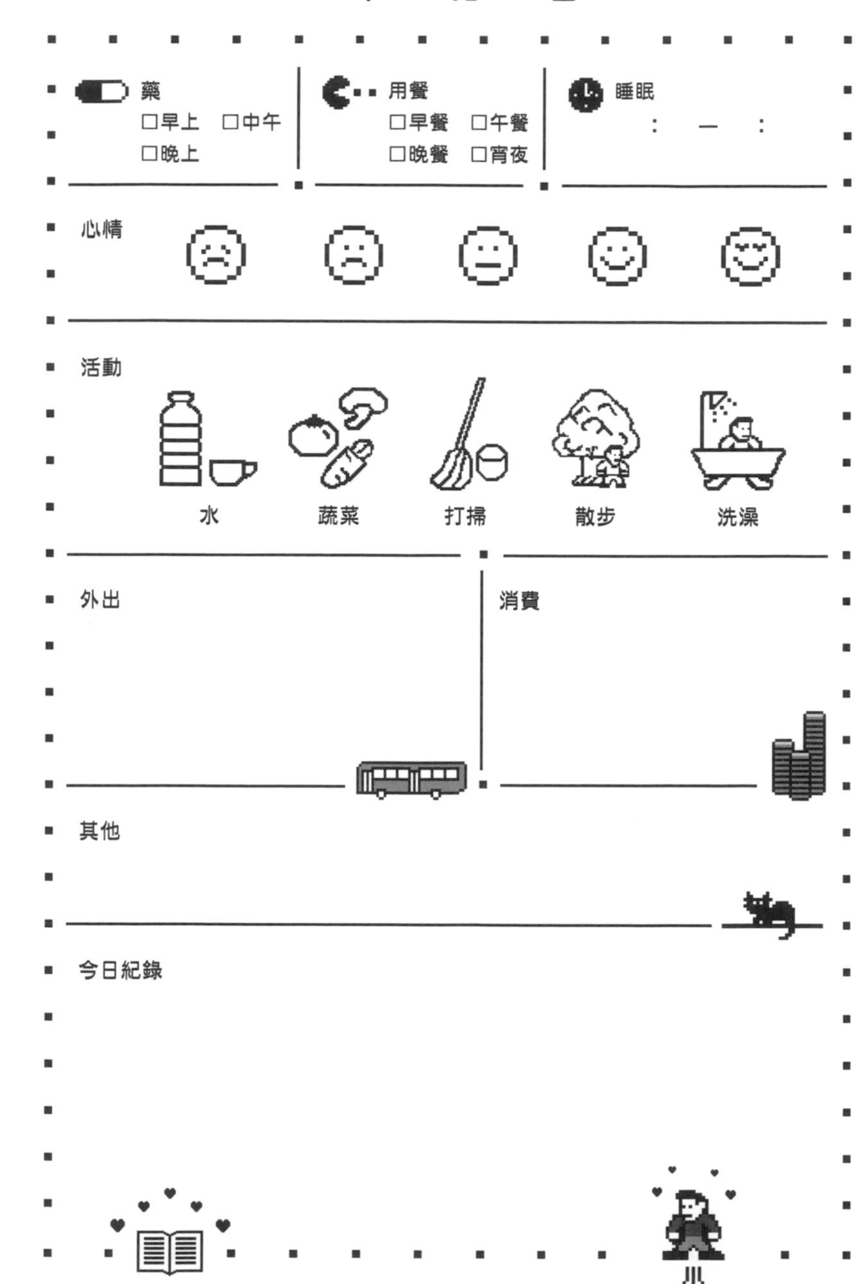

藥
□早上　□中午
□晚上
用餐
□早餐　□午餐
□晚餐　□宵夜
睡眠
：　—　：
心情
活動
水
蔬菜
打掃
散步
洗澡
外出
消費
其他
今日紀錄

年　月　日

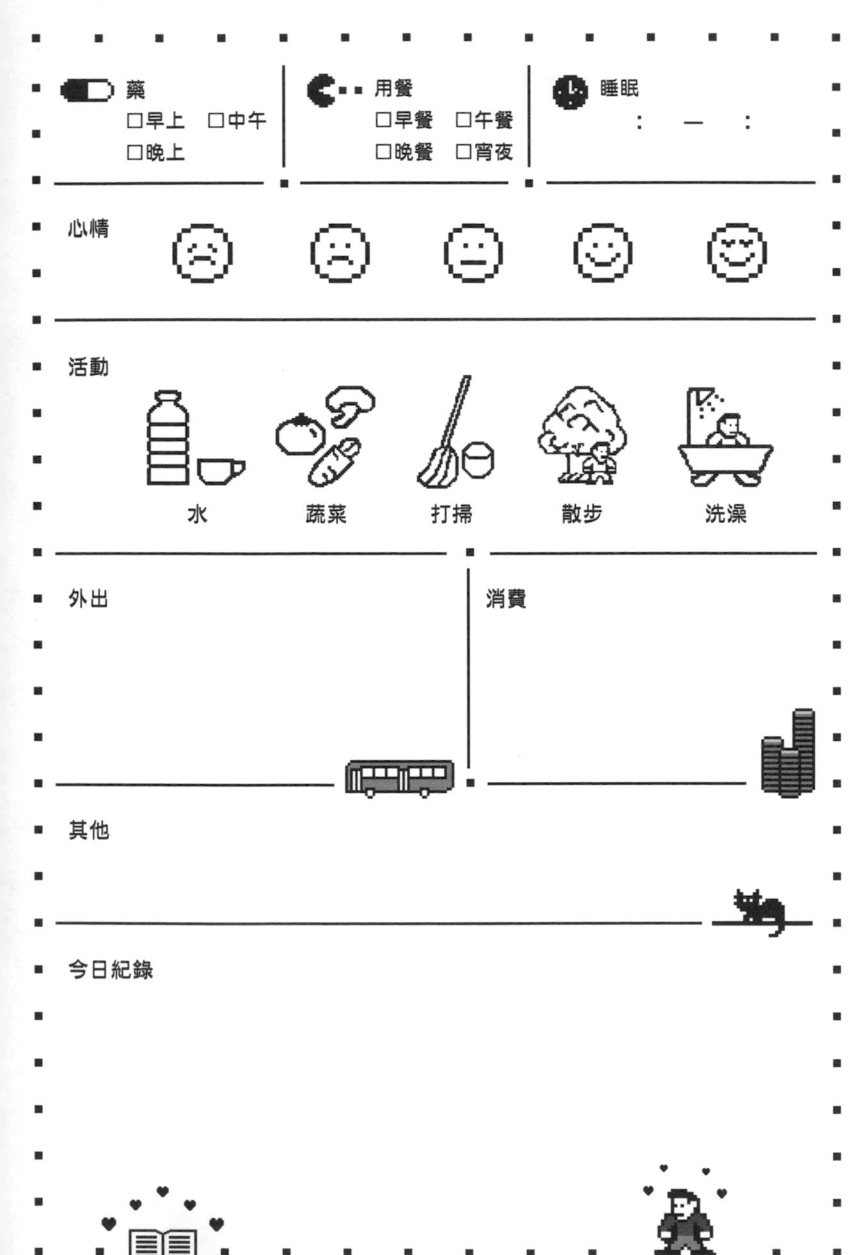

藥
□早上　□中午
□晚上
用餐
□早餐　□午餐
□晚餐　□宵夜
睡眠
:　—　:
心情
活動
水
蔬菜
打掃
散步
洗澡
外出
消費
其他
今日紀錄

年　月　日

藥
☐早上　☐中午
☐晚上

用餐
☐早餐　☐午餐
☐晚餐　☐宵夜

睡眠
:　—　:

心情

活動

水　蔬菜　打掃　散步　洗澡

外出

消費

其他

今日紀錄

年　　月　　日

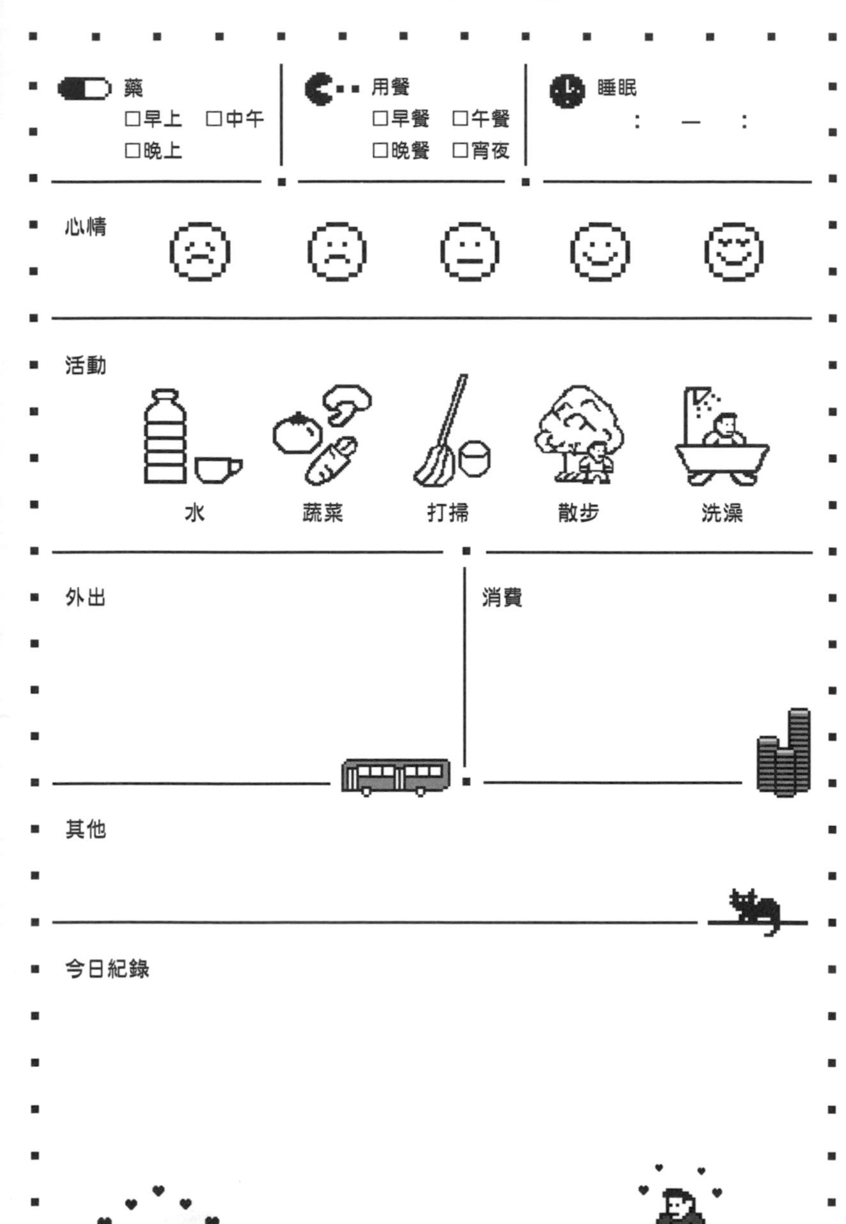

藥
☐早上　☐中午
☐晚上

用餐
☐早餐　☐午餐
☐晚餐　☐宵夜

睡眠
:　—　:

心情

活動
水　蔬菜　打掃　散步　洗澡

外出

消費

其他

今日紀錄

年　　月　　日

藥
☐早上　☐中午
☐晚上

用餐
☐早餐　☐午餐
☐晚餐　☐宵夜

睡眠
:　—　:

心情

活動

水　蔬菜　打掃　散步　洗澡

外出

消費

其他

今日紀錄

年　　月　　日

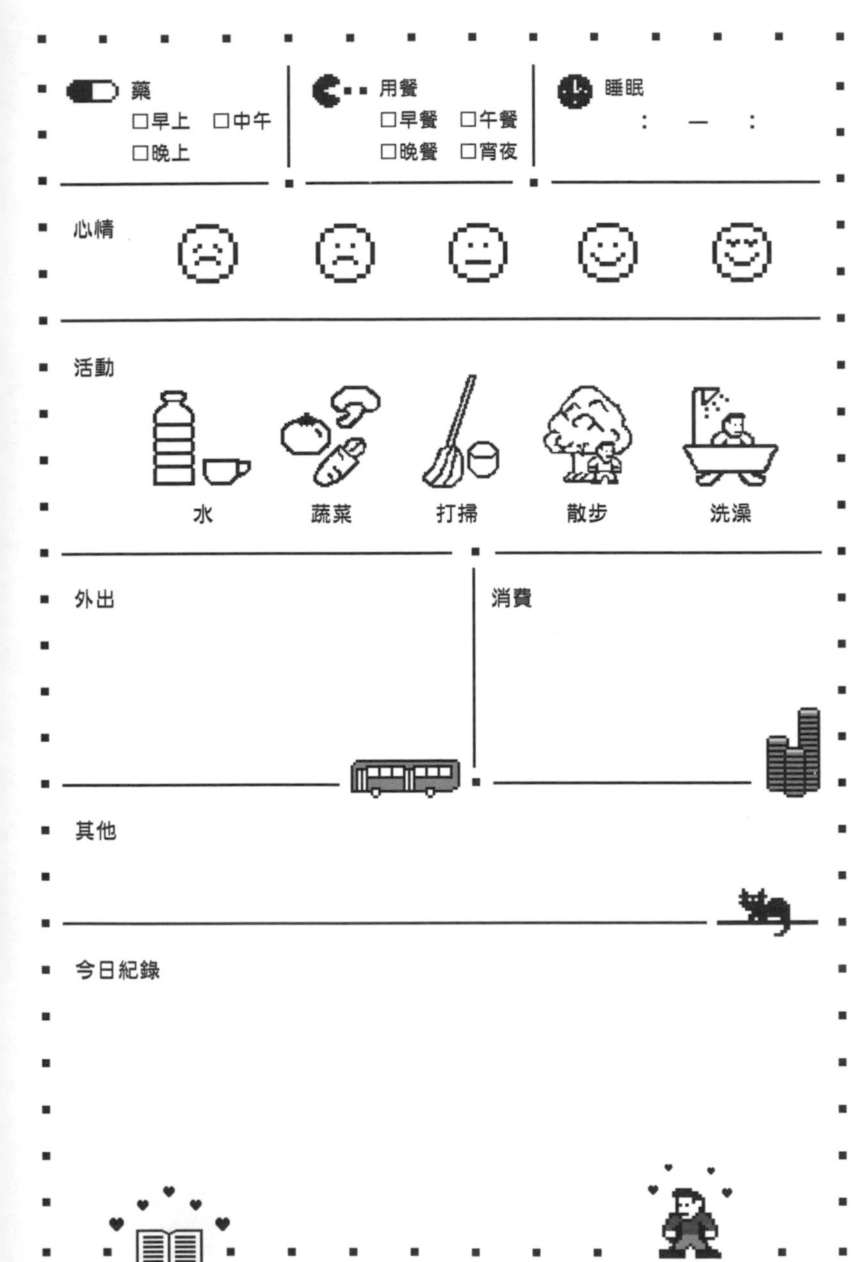

藥
☐早上　☐中午
☐晚上

用餐
☐早餐　☐午餐
☐晚餐　☐宵夜

睡眠
:　—　:

心情

活動

水　蔬菜　打掃　散步　洗澡

外出

消費

其他

今日紀錄

年　　月　　日

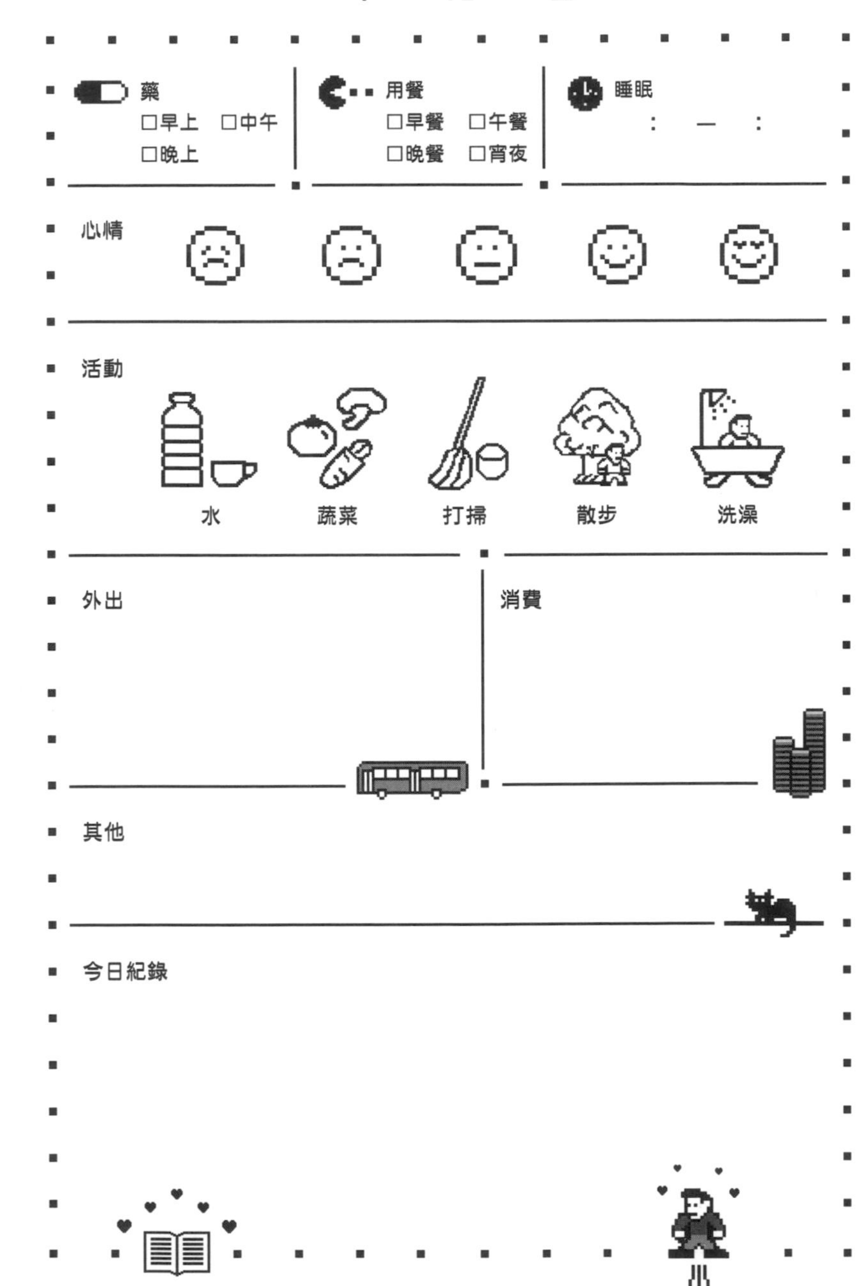
藥
□早上　□中午
□晚上
用餐
□早餐　□午餐
□晚餐　□宵夜
睡眠
:　—　:
心情
活動
水
蔬菜
打掃
散步
洗澡
外出
消費
其他
今日紀錄

年　月　日

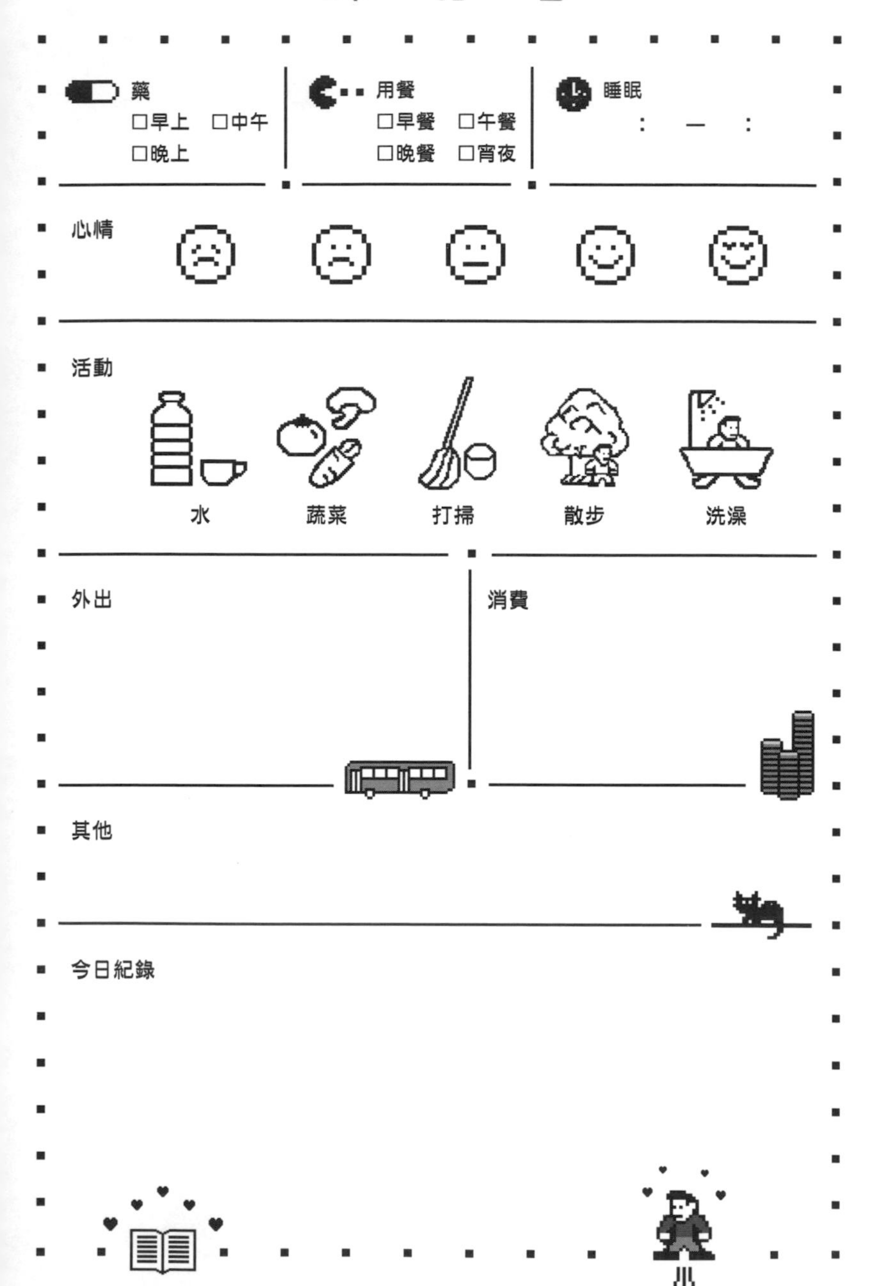

藥
□早上　□中午
□晚上

用餐
□早餐　□午餐
□晚餐　□宵夜

睡眠
:　—　:

心情

活動

水　蔬菜　打掃　散步　洗澡

外出

消費

其他

今日紀錄

年　　月　　日

藥
☐早上　☐中午
☐晚上

用餐
☐早餐　☐午餐
☐晚餐　☐宵夜

睡眠
:　—　:

心情

活動

水　蔬菜　打掃　散步　洗澡

外出

消費

其他

今日紀錄

年　月　日

藥
☐早上　☐中午
☐晚上

用餐
☐早餐　☐午餐
☐晚餐　☐宵夜

睡眠
:　—　:

心情

活動

水　蔬菜　打掃　散步　洗澡

外出

消費

其他

今日紀錄

年　月　日

藥
□早上　□中午
□晚上

用餐
□早餐　□午餐
□晚餐　□宵夜

睡眠
:　—　:

心情

活動

水　蔬菜　打掃　散步　洗澡

外出

消費

其他

今日紀錄

年　　月　　日

藥
☐早上　☐中午
☐晚上

用餐
☐早餐　☐午餐
☐晚餐　☐宵夜

睡眠
:　—　:

心情

活動

水　蔬菜　打掃　散步　洗澡

外出

消費

其他

今日紀錄

年　月　日

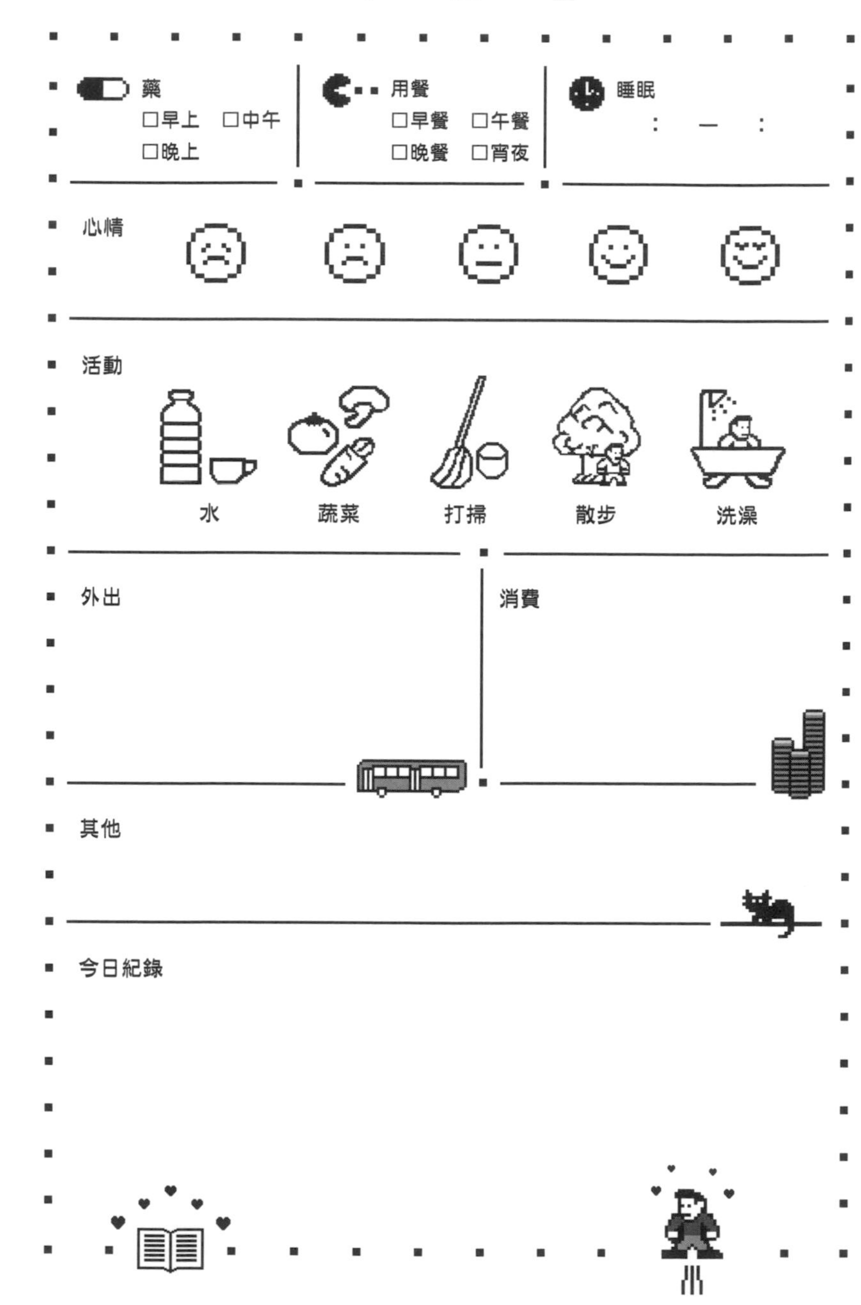
藥
☐早上　☐中午
☐晚上
用餐
☐早餐　☐午餐
☐晚餐　☐宵夜
睡眠
:　—　:
心情
活動
水
蔬菜
打掃
散步
洗澡
外出
消費
其他
今日紀錄

年　　月　　日

藥
☐早上　☐中午
☐晚上

用餐
☐早餐　☐午餐
☐晚餐　☐宵夜

睡眠
:　—　:

心情

活動

水　蔬菜　打掃　散步　洗澡

外出

消費

其他

今日紀錄

年　月　日

藥
□早上　□中午
□晚上

用餐
□早餐　□午餐
□晚餐　□宵夜

睡眠
:　—　:

心情

活動

水　蔬菜　打掃　散步　洗澡

外出

消費

其他

今日紀錄

年　月　日

藥
☐早上　☐中午
☐晚上

用餐
☐早餐　☐午餐
☐晚餐　☐宵夜

睡眠
：　—　：

心情

活動

水　蔬菜　打掃　散步　洗澡

外出

消費

其他

今日紀錄

年　　月　　日

藥
☐早上　☐中午
☐晚上

用餐
☐早餐　☐午餐
☐晚餐　☐宵夜

睡眠
:　—　:

心情

活動

水　蔬菜　打掃　散步　洗澡

外出

消費

其他

今日紀錄

年　月　日

藥
☐早上　☐中午
☐晚上

用餐
☐早餐　☐午餐
☐晚餐　☐宵夜

睡眠
:　—　:

心情

活動

水　蔬菜　打掃　散步　洗澡

外出

消費

其他

今日紀錄

年　月　日

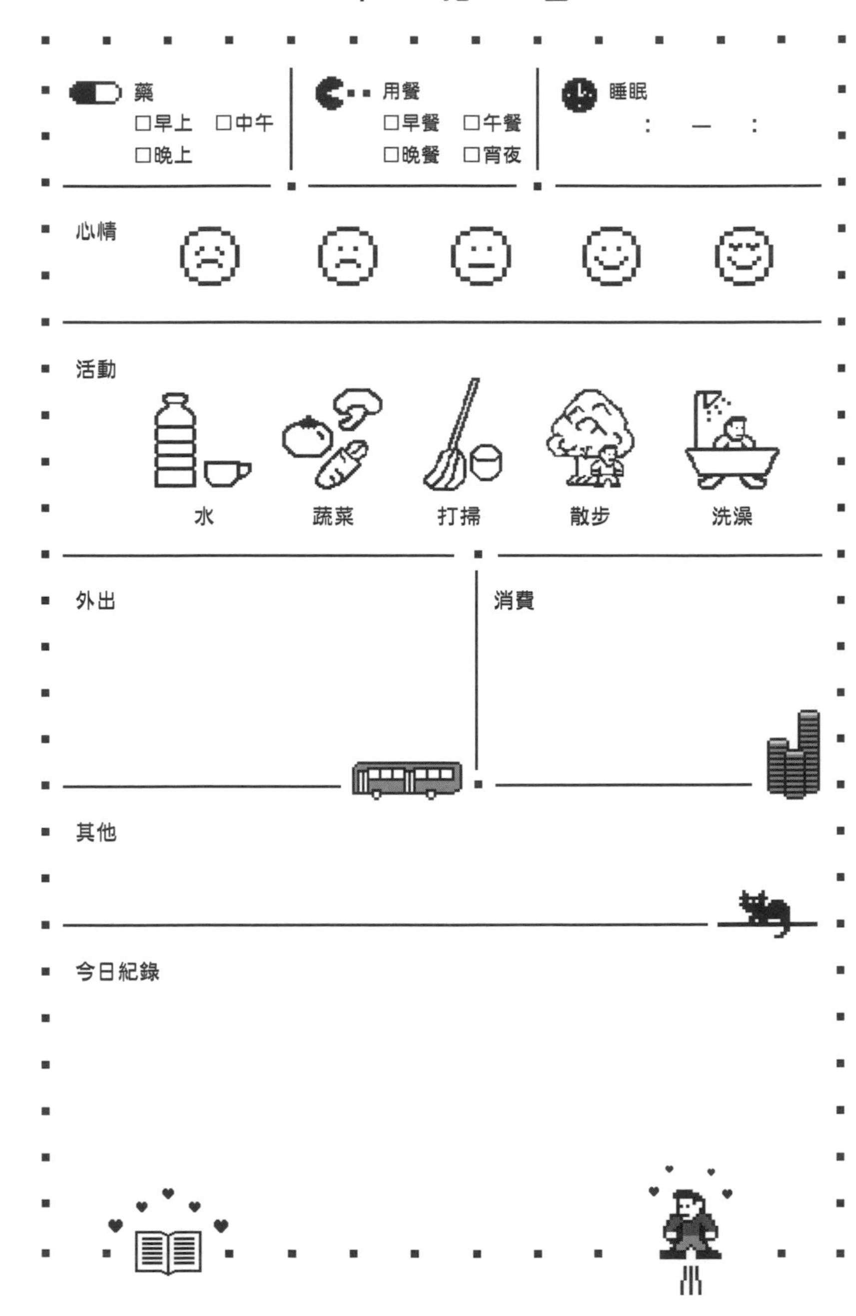

藥
☐早上　☐中午
☐晚上

用餐
☐早餐　☐午餐
☐晚餐　☐宵夜

睡眠
:　—　:

心情

活動

水　蔬菜　打掃　散步　洗澡

外出

消費

其他

今日紀錄

年　　月　　日

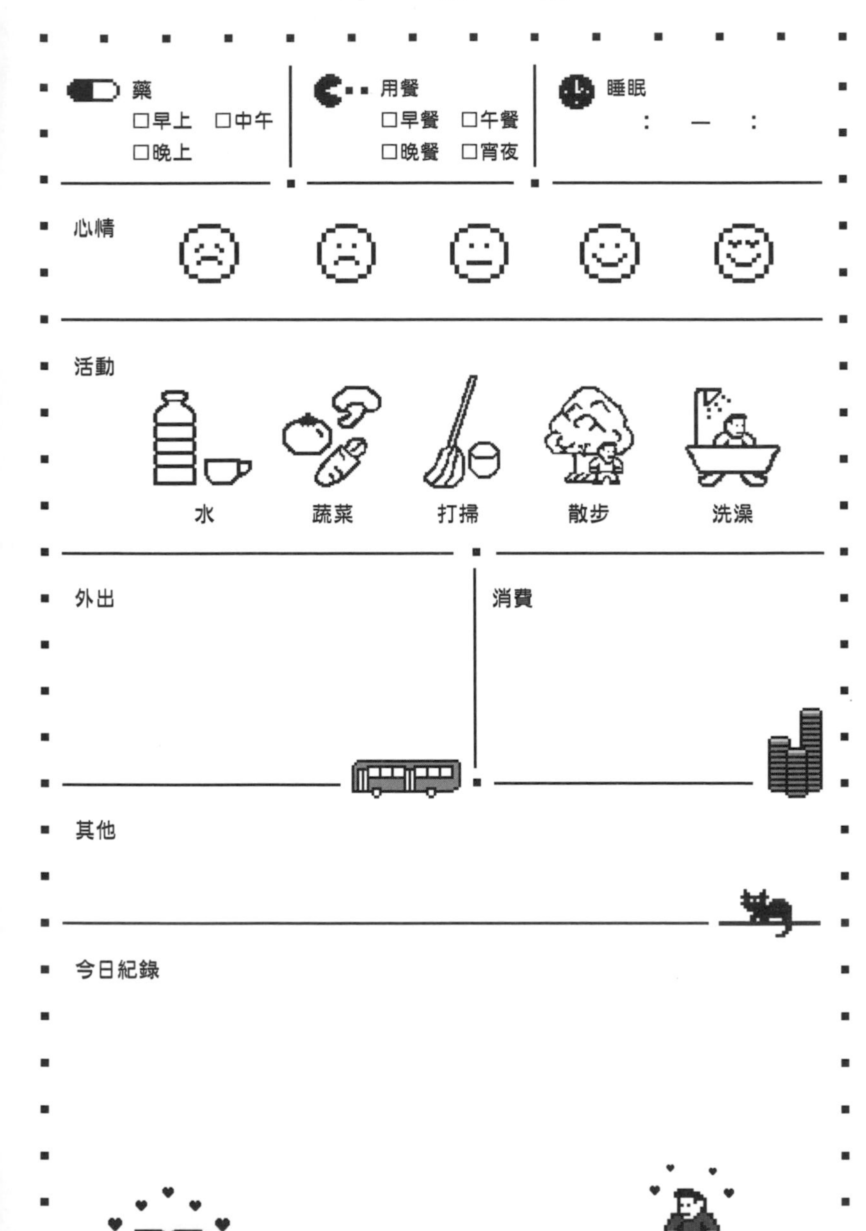
藥
□早上　□中午
□晚上
用餐
□早餐　□午餐
□晚餐　□宵夜
睡眠
:　—　:
心情
活動
水
蔬菜
打掃
散步
洗澡
外出
消費
其他
今日紀錄

年　　月　　日

藥
☐早上　☐中午
☐晚上

用餐
☐早餐　☐午餐
☐晚餐　☐宵夜

睡眠
:　—　:

心情

活動

水　蔬菜　打掃　散步　洗澡

外出

消費

其他

今日紀錄

年　月　日

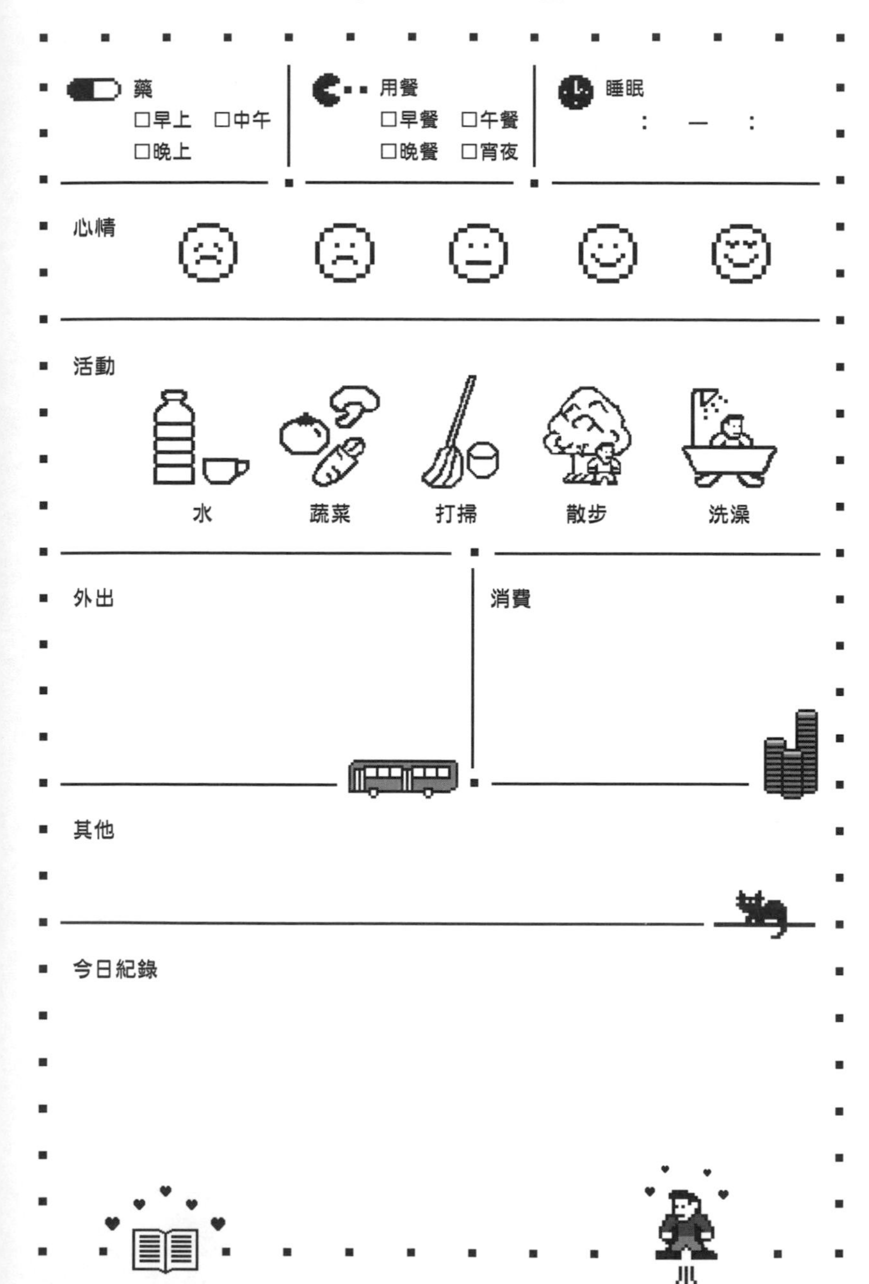
藥
□早上 □中午
□晚上
用餐
□早餐 □午餐
□晚餐 □宵夜
睡眠
: — :
心情
活動
水
蔬菜
打掃
散步
洗澡
外出
消費
其他
今日紀錄

年　月　日

藥
☐早上　☐中午
☐晚上

用餐
☐早餐　☐午餐
☐晚餐　☐宵夜

睡眠
:　—　:

心情

活動

水　蔬菜　打掃　散步　洗澡

外出

消費

其他

今日紀錄

年　　月　　日

藥
☐早上　☐中午
☐晚上

用餐
☐早餐　☐午餐
☐晚餐　☐宵夜

睡眠
:　—　:

心情

活動

水　蔬菜　打掃　散步　洗澡

外出

消費

其他

今日紀錄

年　　月　　日

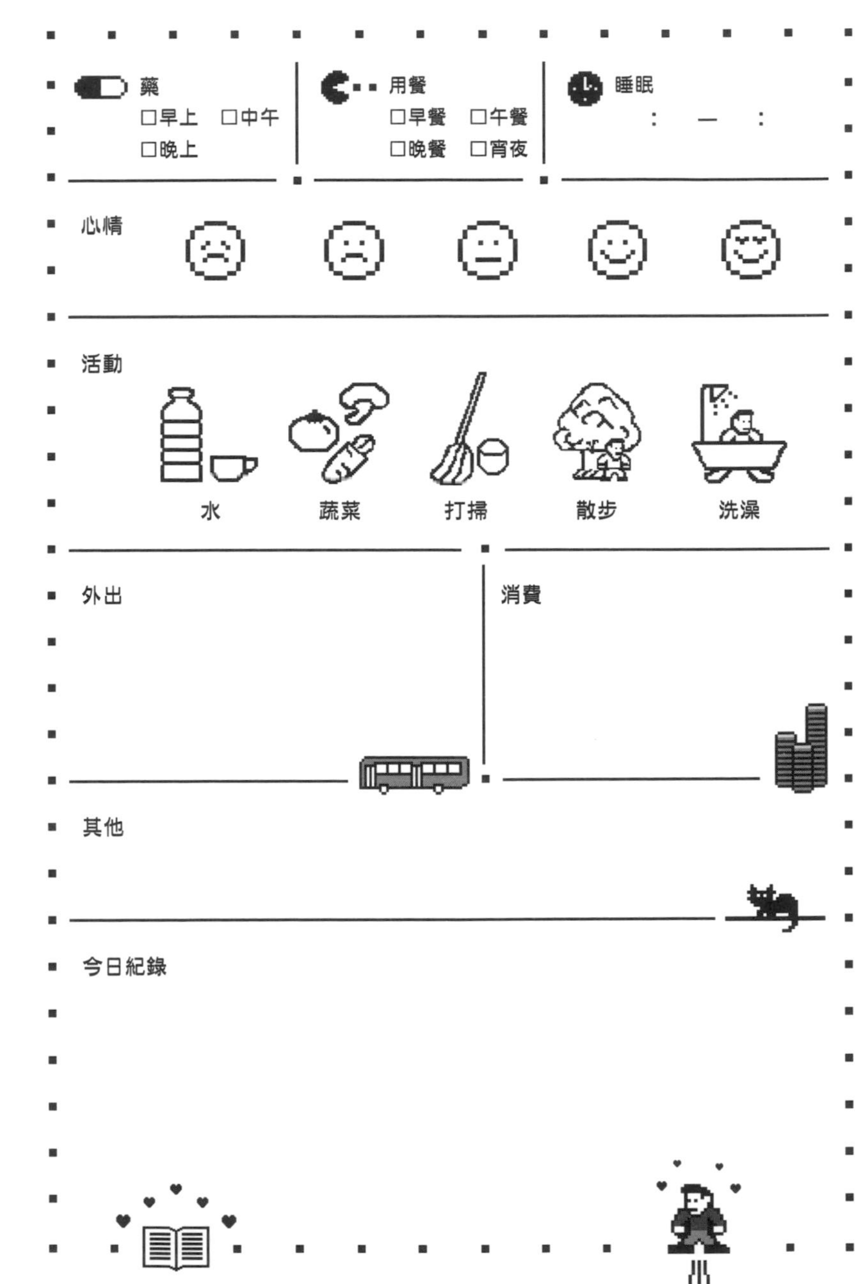
藥
□早上　□中午
□晚上
用餐
□早餐　□午餐
□晚餐　□宵夜
睡眠
:　—　:
心情
活動
水
蔬菜
打掃
散步
洗澡
外出
消費
其他
今日紀錄

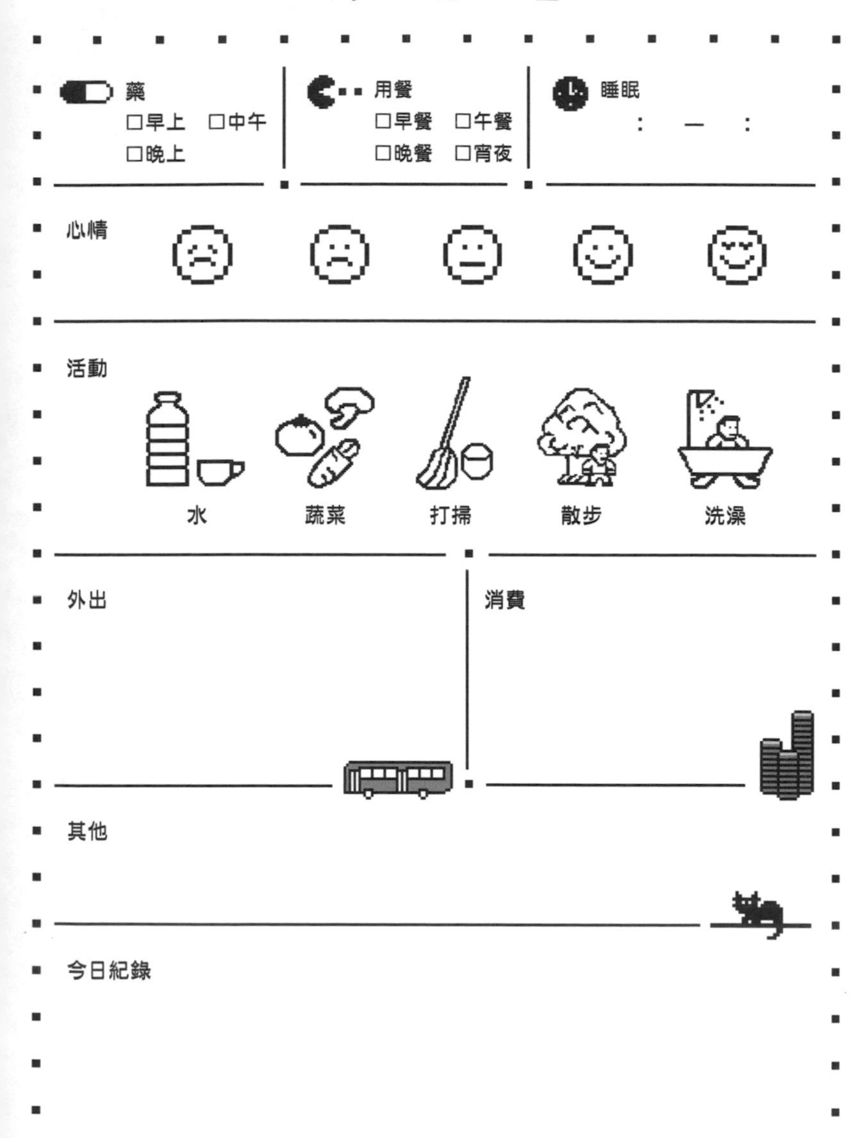

年　月　日

藥
☐早上　☐中午
☐晚上

用餐
☐早餐　☐午餐
☐晚餐　☐宵夜

睡眠
:　—　:

心情

活動

水　蔬菜　打掃　散步　洗澡

外出

消費

其他

今日紀錄

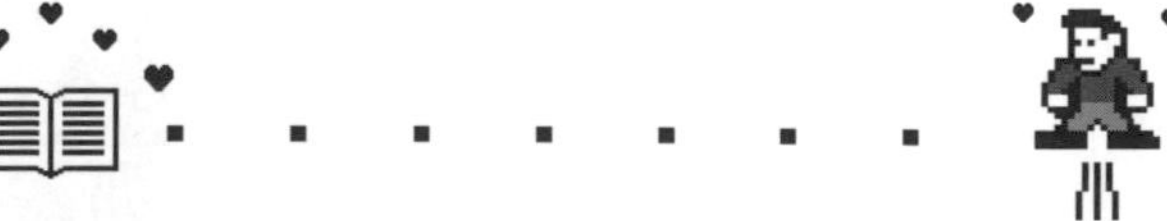

年　月　日

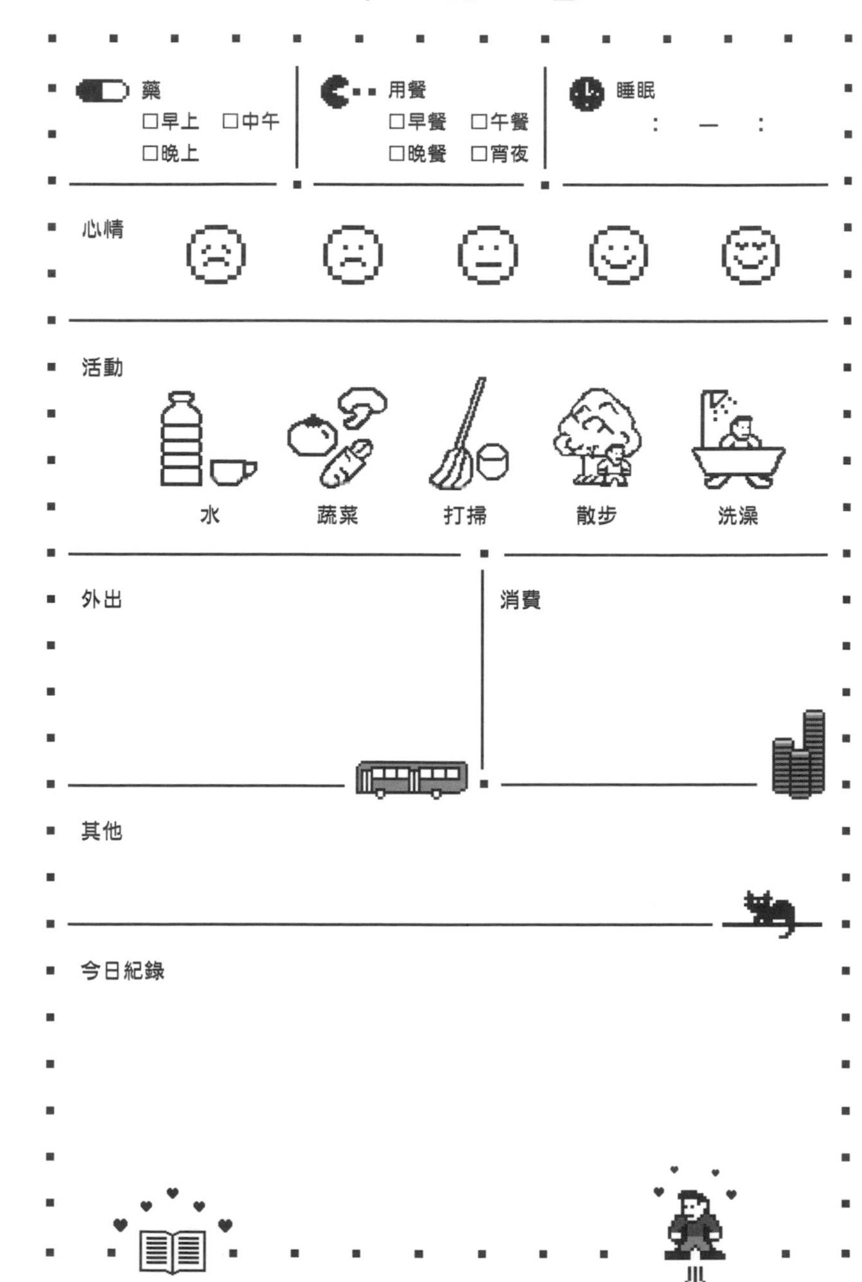

藥
☐早上　☐中午
☐晚上

用餐
☐早餐　☐午餐
☐晚餐　☐宵夜

睡眠
:　—　:

心情

活動
水　蔬菜　打掃　散步　洗澡

外出

消費

其他

今日紀錄

年　月　日

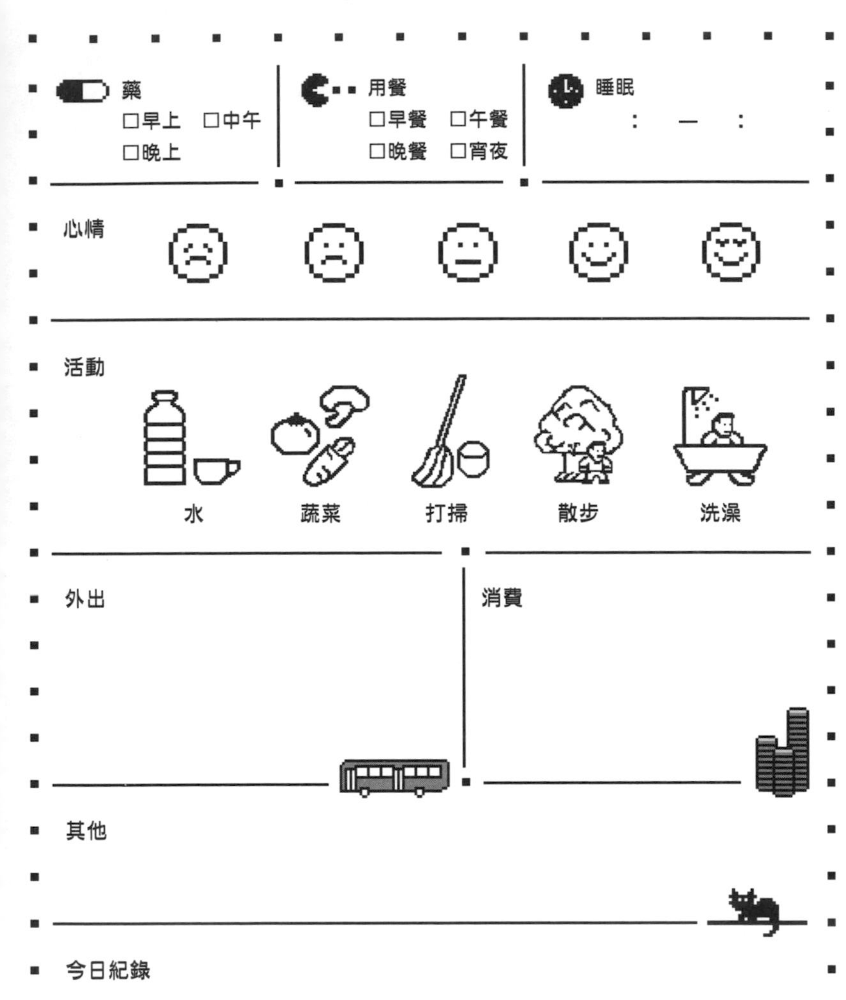
藥
□早上 □中午
□晚上
用餐
□早餐 □午餐
□晚餐 □宵夜
睡眠
: — :
心情
活動
水
蔬菜
打掃
散步
洗澡
外出
消費
其他
今日紀錄

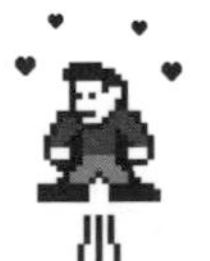

年　月　日

藥
☐早上　☐中午
☐晚上

用餐
☐早餐　☐午餐
☐晚餐　☐宵夜

睡眠
:　—　:

心情

活動

水　蔬菜　打掃　散步　洗澡

外出

消費

其他

今日紀錄

年 月 日

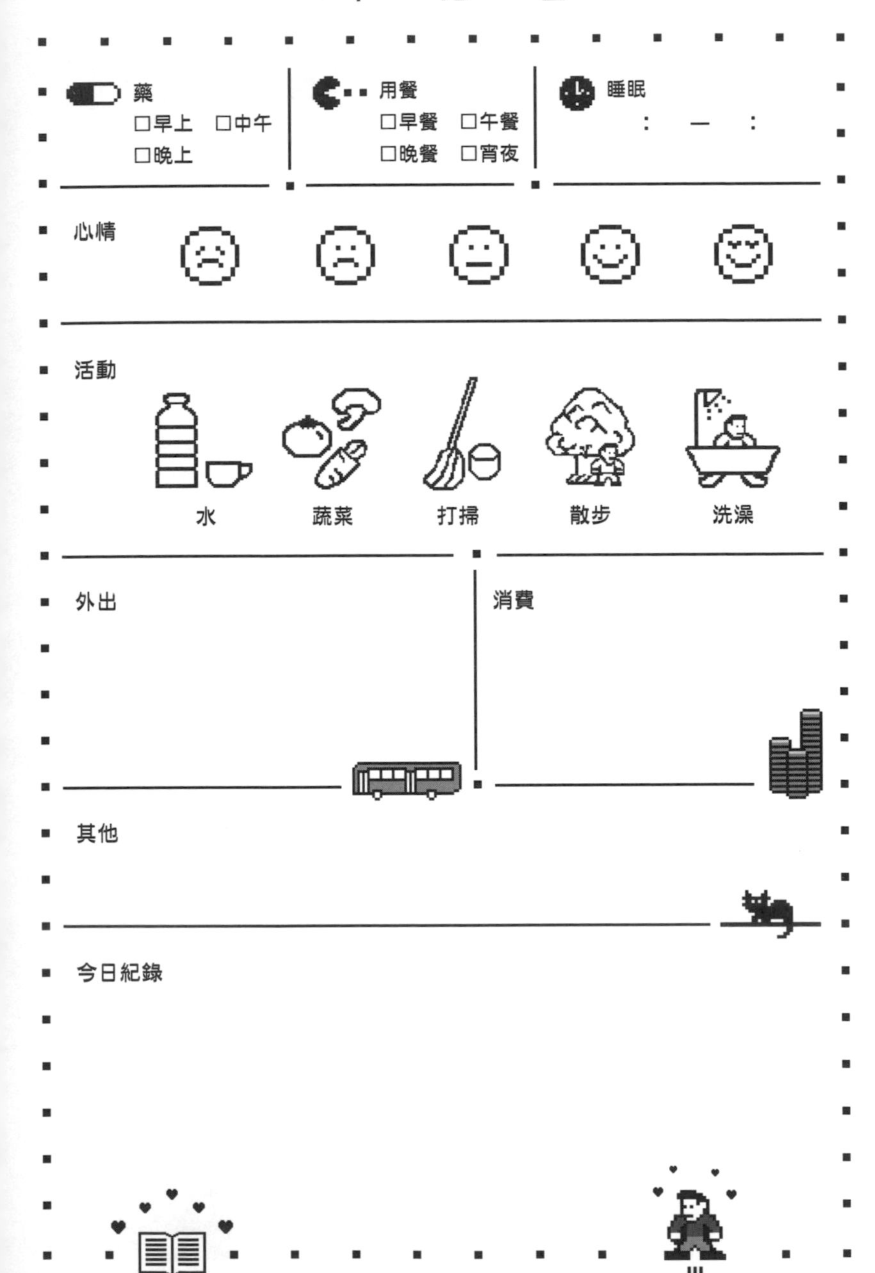
藥
□早上 □中午
□晚上
用餐
□早餐 □午餐
□晚餐 □宵夜
睡眠
: — :
心情
活動
水
蔬菜
打掃
散步
洗澡
外出
消費
其他
今日紀錄

年　月　日

藥
☐早上　☐中午
☐晚上

用餐
☐早餐　☐午餐
☐晚餐　☐宵夜

睡眠
:　—　:

心情

活動

水　蔬菜　打掃　散步　洗澡

外出

消費

其他

今日紀錄

年　　月　　日

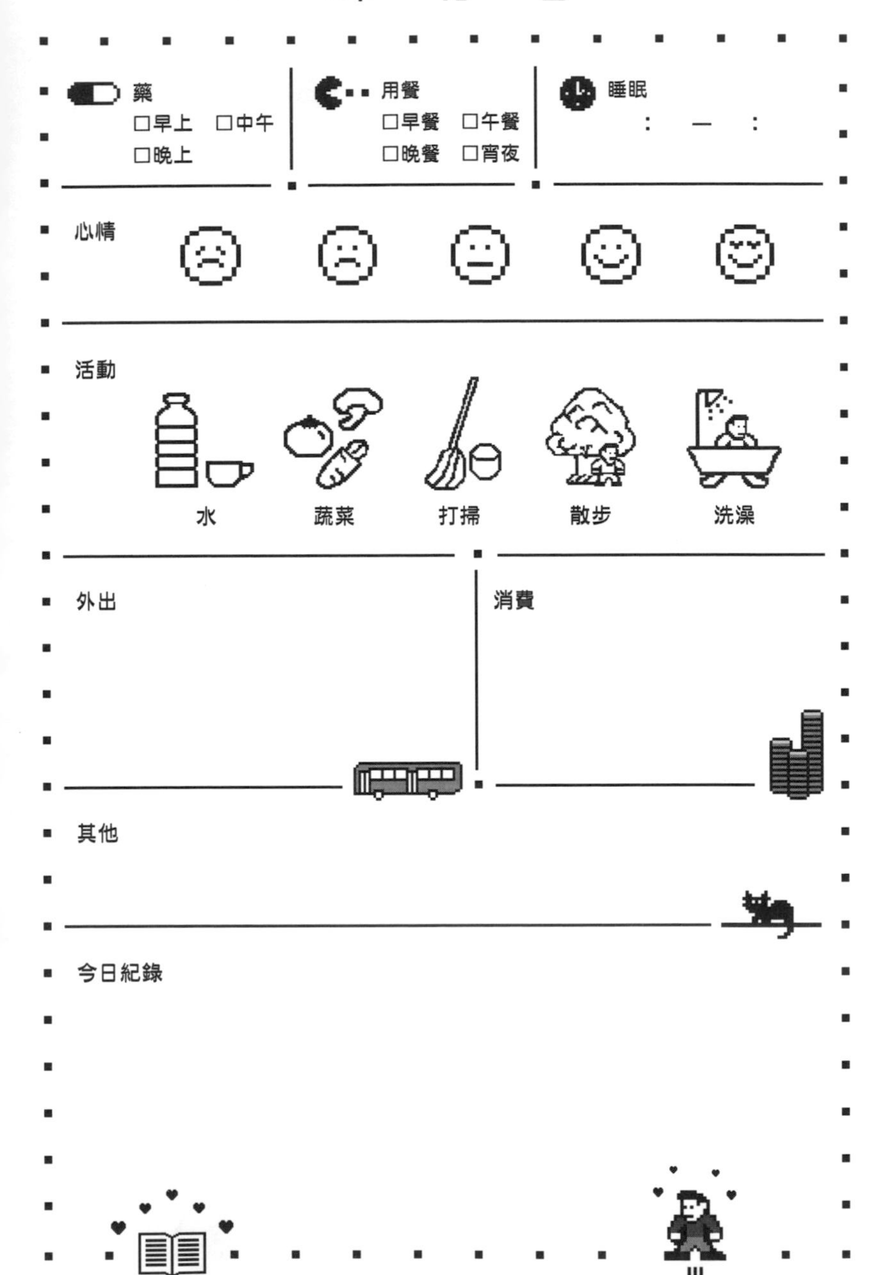

藥
□早上　□中午
□晚上

用餐
□早餐　□午餐
□晚餐　□宵夜

睡眠
:　—　:

心情

活動

水　蔬菜　打掃　散步　洗澡

外出

消費

其他

今日紀錄

年　月　日

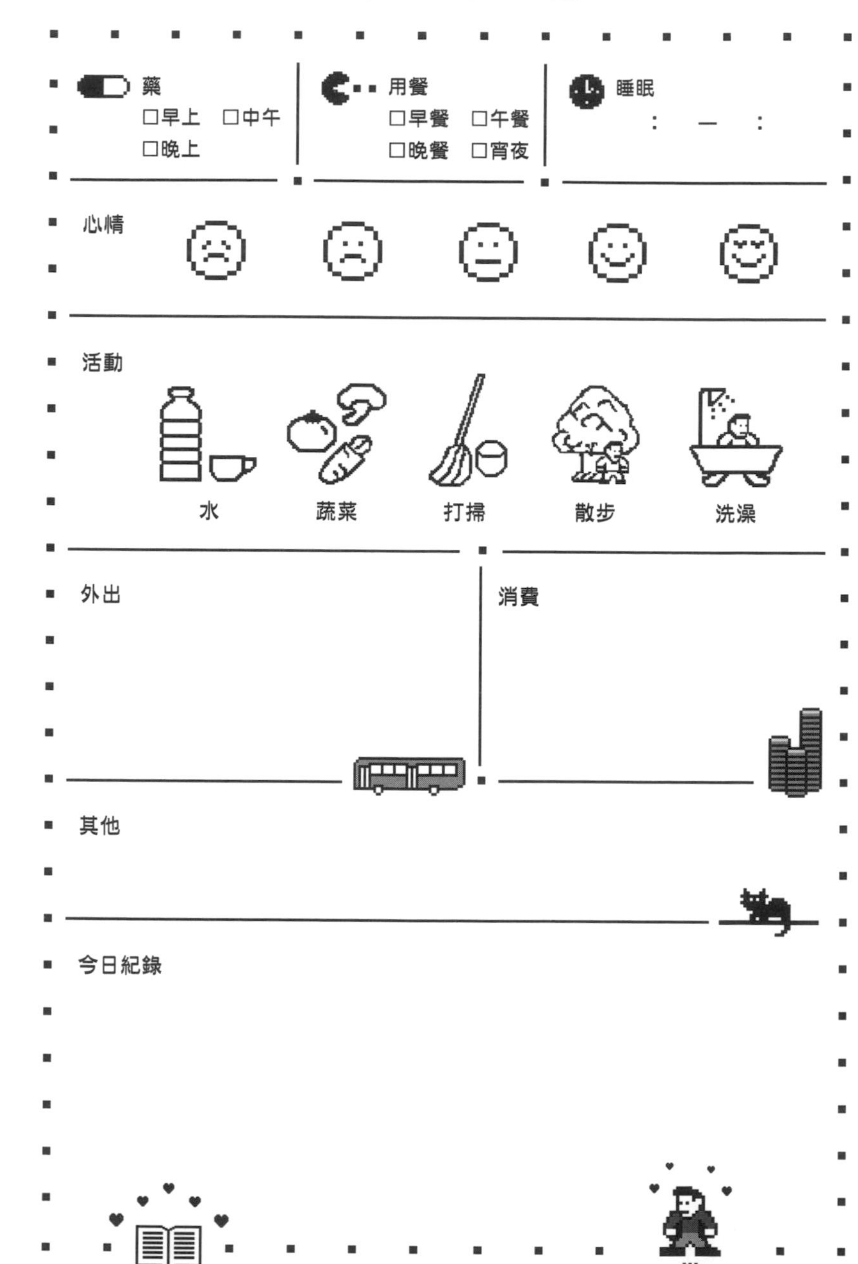
藥
□早上　□中午
□晚上
用餐
□早餐　□午餐
□晚餐　□宵夜
睡眠
:　—　:
心情
活動
水
蔬菜
打掃
散步
洗澡
外出
消費
其他
今日紀錄

年　月　日

藥
☐早上　☐中午
☐晚上

用餐
☐早餐　☐午餐
☐晚餐　☐宵夜

睡眠
:　—　:

心情

活動
水　蔬菜　打掃　散步　洗澡

外出

消費

其他

今日紀錄

年　月　日

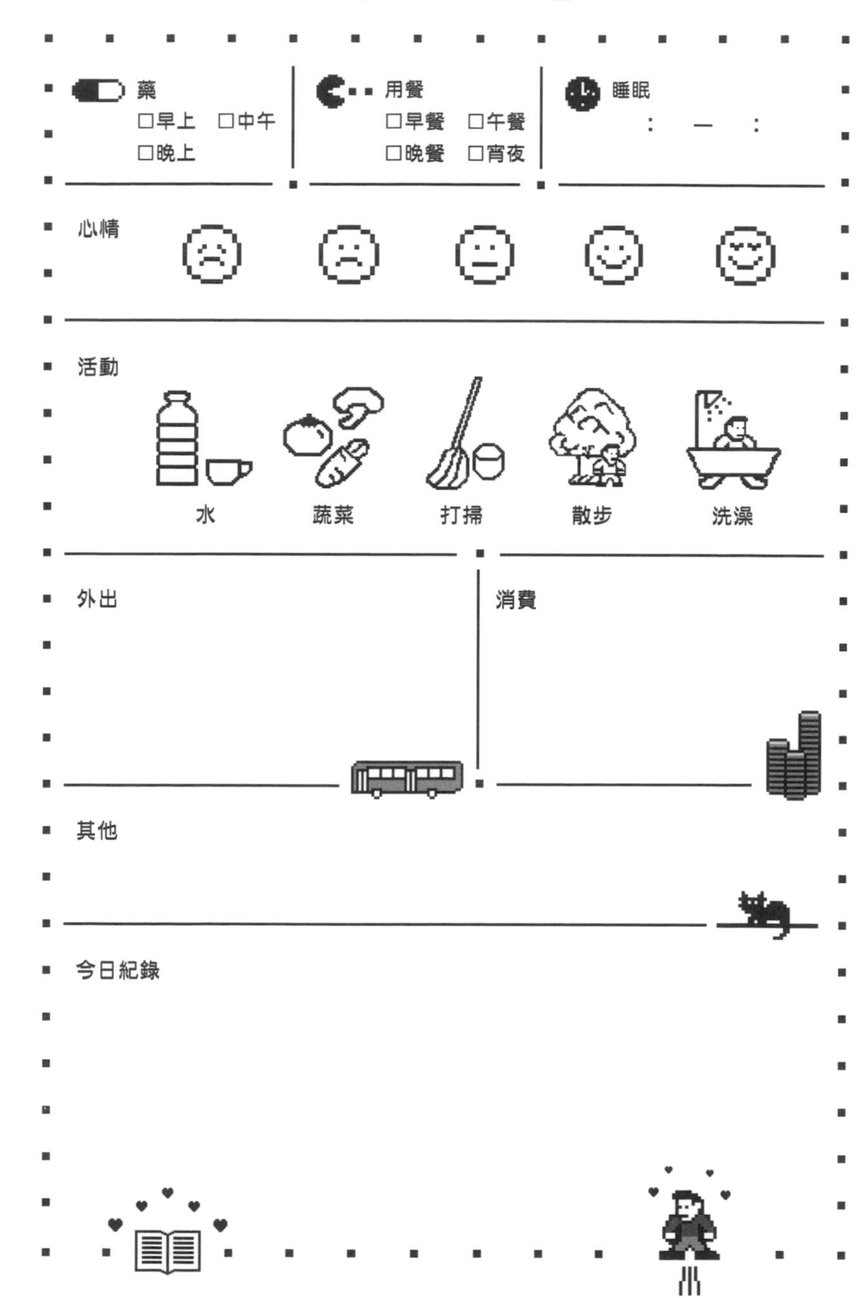

藥
□早上　□中午
□晚上
用餐
□早餐　□午餐
□晚餐　□宵夜
睡眠
:　—　:
心情
活動
水
蔬菜
打掃
散步
洗澡
外出
消費
其他
今日紀錄

年　　月　　日

藥
□早上　□中午
□晚上

用餐
□早餐　□午餐
□晚餐　□宵夜

睡眠
:　—　:

心情

活動

水　蔬菜　打掃　散步　洗澡

外出

消費

其他

今日紀錄

年　　月　　日

藥
☐早上　☐中午
☐晚上

用餐
☐早餐　☐午餐
☐晚餐　☐宵夜

睡眠
:　—　:

心情

活動

水　蔬菜　打掃　散步　洗澡

外出

消費

其他

今日紀錄

年　　月　　日

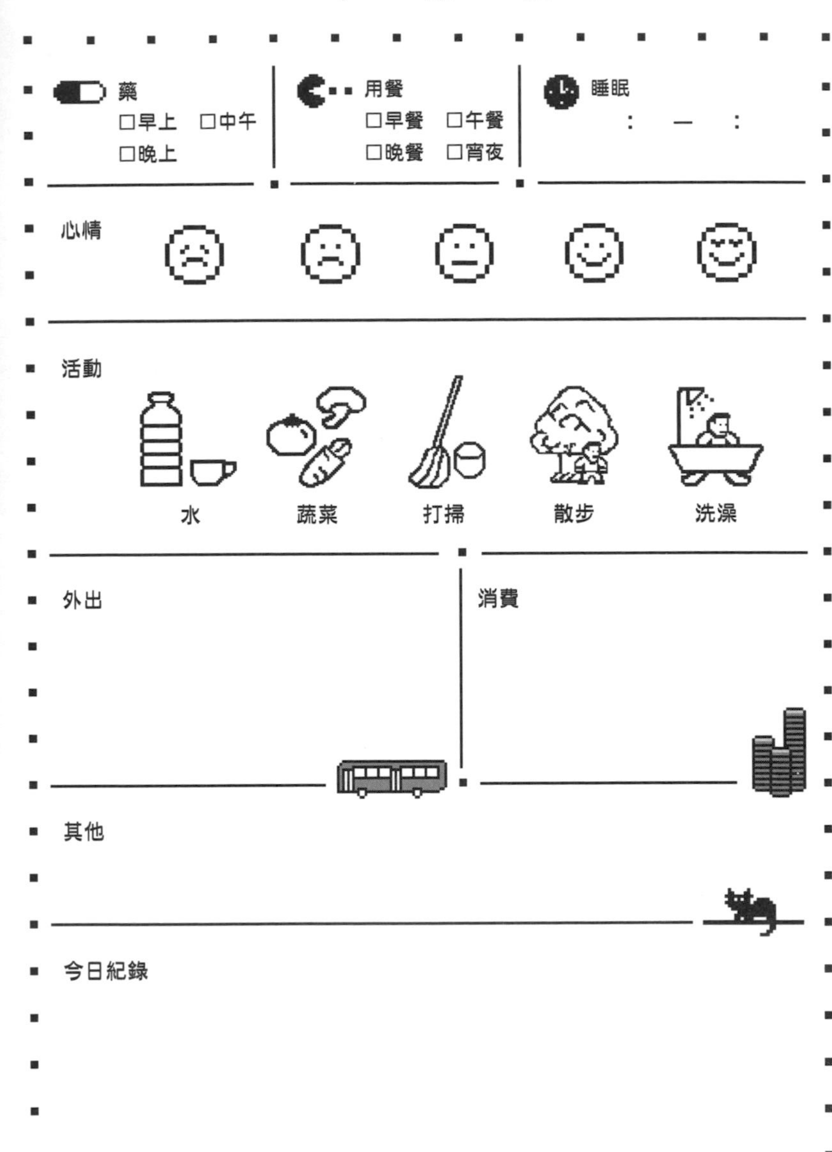

藥
□早上　□中午
□晚上

用餐
□早餐　□午餐
□晚餐　□宵夜

睡眠
:　—　:

心情

活動

水　蔬菜　打掃　散步　洗澡

外出

消費

其他

今日紀錄

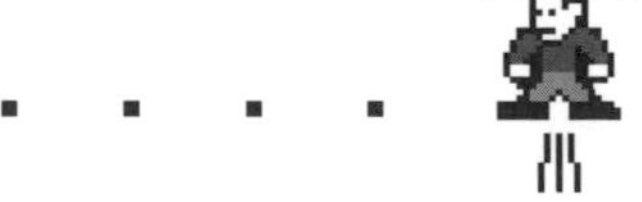

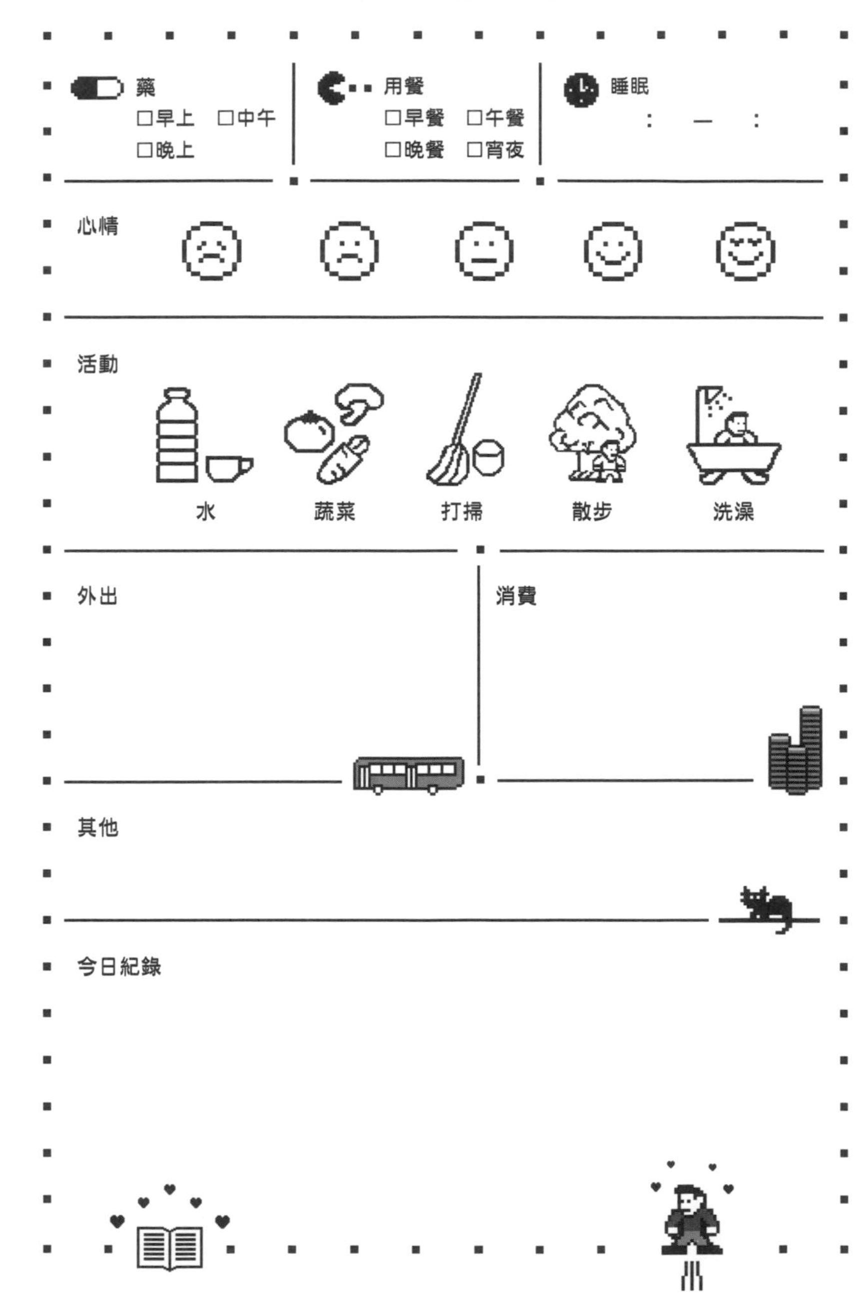

年　月　日

藥
□早上　□中午
□晚上

用餐
□早餐　□午餐
□晚餐　□宵夜

睡眠
:　—　:

心情

活動

水　蔬菜　打掃　散步　洗澡

外出

消費

其他

今日紀錄

年　月　日

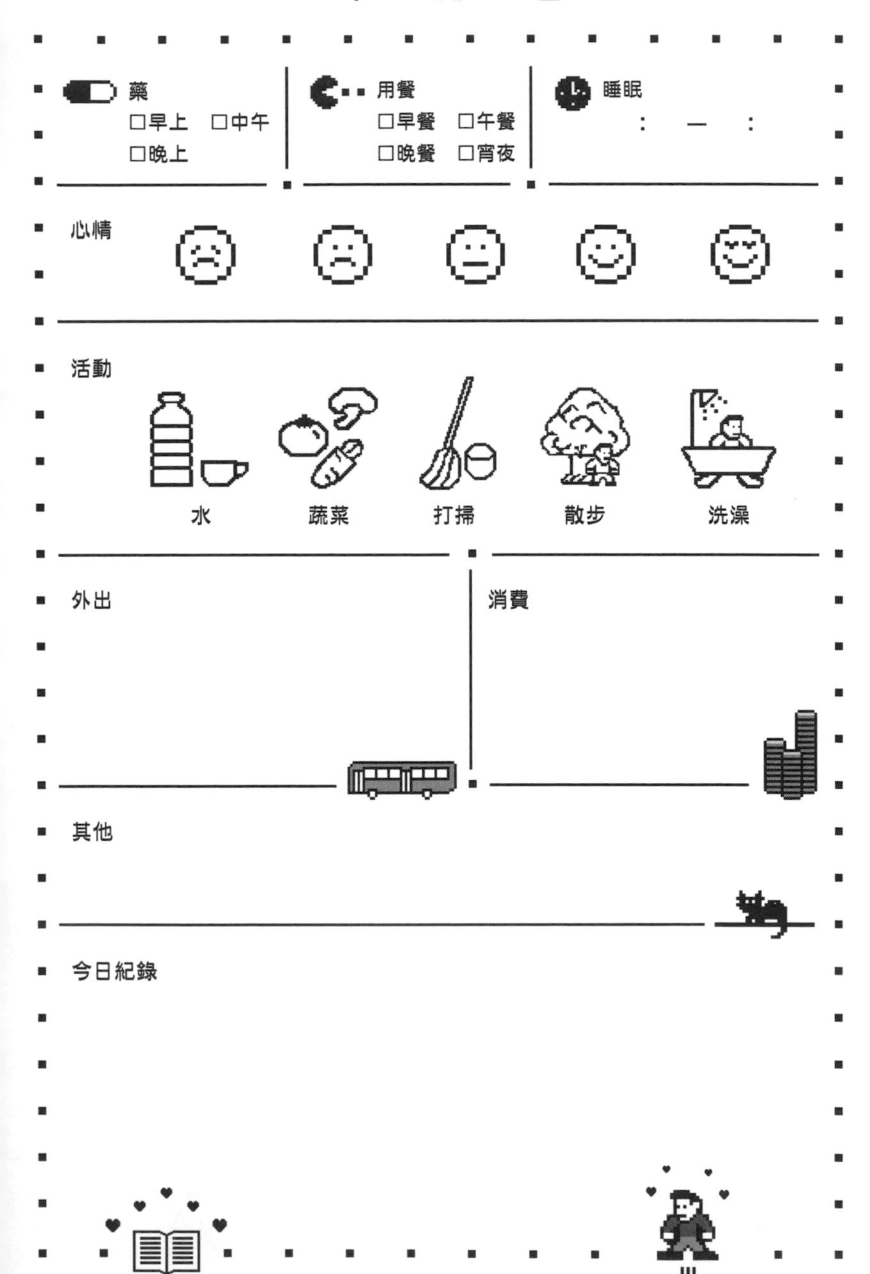

藥
☐早上　☐中午
☐晚上

用餐
☐早餐　☐午餐
☐晚餐　☐宵夜

睡眠
:　—　:

心情

活動

水　蔬菜　打掃　散步　洗澡

外出

消費

其他

今日紀錄

年 月 日

藥
☐早上 ☐中午
☐晚上

用餐
☐早餐 ☐午餐
☐晚餐 ☐宵夜

睡眠
: — :

心情

活動

水 蔬菜 打掃 散步 洗澡

外出

消費

其他

今日紀錄

年　月　日

藥
☐早上　☐中午
☐晚上

用餐
☐早餐　☐午餐
☐晚餐　☐宵夜

睡眠
:　—　:

心情

活動

水　蔬菜　打掃　散步　洗澡

外出

消費

其他

今日紀錄

年 月 日

藥
☐早上 ☐中午
☐晚上

用餐
☐早餐 ☐午餐
☐晚餐 ☐宵夜

睡眠
: — :

心情

活動

水 蔬菜 打掃 散步 洗澡

外出

消費

其他

今日紀錄

年　月　日

藥
☐早上　☐中午
☐晚上

用餐
☐早餐　☐午餐
☐晚餐　☐宵夜

睡眠
:　—　:

心情

活動

水　蔬菜　打掃　散步　洗澡

外出

消費

其他

今日紀錄

年　月　日

藥
□早上　□中午
□晚上

用餐
□早餐　□午餐
□晚餐　□宵夜

睡眠
:　—　:

心情

活動

水　蔬菜　打掃　散步　洗澡

外出

消費

其他

今日紀錄

年　月　日

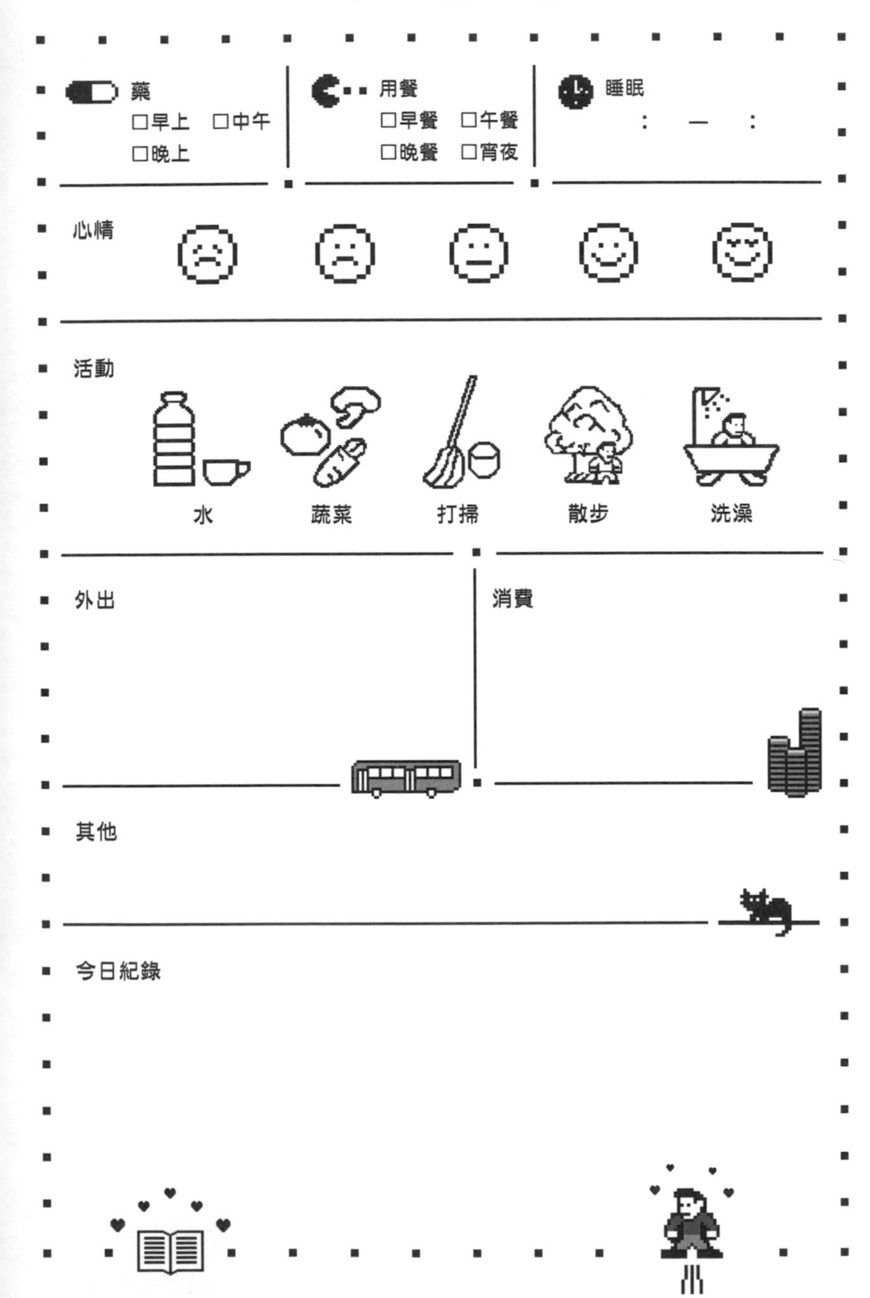

藥
□早上 □中午
□晚上
用餐
□早餐 □午餐
□晚餐 □宵夜
睡眠
: — :
心情
活動
水
蔬菜
打掃
散步
洗澡
外出
消費
其他
今日紀錄

年　月　日

藥
☐早上　☐中午
☐晚上

用餐
☐早餐　☐午餐
☐晚餐　☐宵夜

睡眠
:　—　:

心情

活動

水　蔬菜　打掃　散步　洗澡

外出

消費

其他

今日紀錄

年　月　日

藥
☐早上　☐中午
☐晚上

用餐
☐早餐　☐午餐
☐晚餐　☐宵夜

睡眠
:　—　:

心情

活動

水　蔬菜　打掃　散步　洗澡

外出

消費

其他

今日紀錄

年 月 日

藥
☐早上 ☐中午
☐晚上

用餐
☐早餐 ☐午餐
☐晚餐 ☐宵夜

睡眠
: — :

心情

活動

水 蔬菜 打掃 散步 洗澡

外出

消費

其他

今日紀錄

年　月　日

藥
☐早上　☐中午
☐晚上

用餐
☐早餐　☐午餐
☐晚餐　☐宵夜

睡眠
:　—　:

心情

活動

水　蔬菜　打掃　散步　洗澡

外出

消費

其他

今日紀錄

年　月　日

藥
☐早上　☐中午
☐晚上

用餐
☐早餐　☐午餐
☐晚餐　☐宵夜

睡眠
:　—　:

心情

活動

水　蔬菜　打掃　散步　洗澡

外出

消費

其他

今日紀錄

年　　月　　日

藥
☐早上　☐中午
☐晚上

用餐
☐早餐　☐午餐
☐晚餐　☐宵夜

睡眠
:　—　:

心情

活動

水　蔬菜　打掃　散步　洗澡

外出

消費

其他

今日紀錄

年 月 日

藥
☐早上 ☐中午
☐晚上

用餐
☐早餐 ☐午餐
☐晚餐 ☐宵夜

睡眠
: — :

心情

活動

水 蔬菜 打掃 散步 洗澡

外出

消費

其他

今日紀錄

年　　月　　日

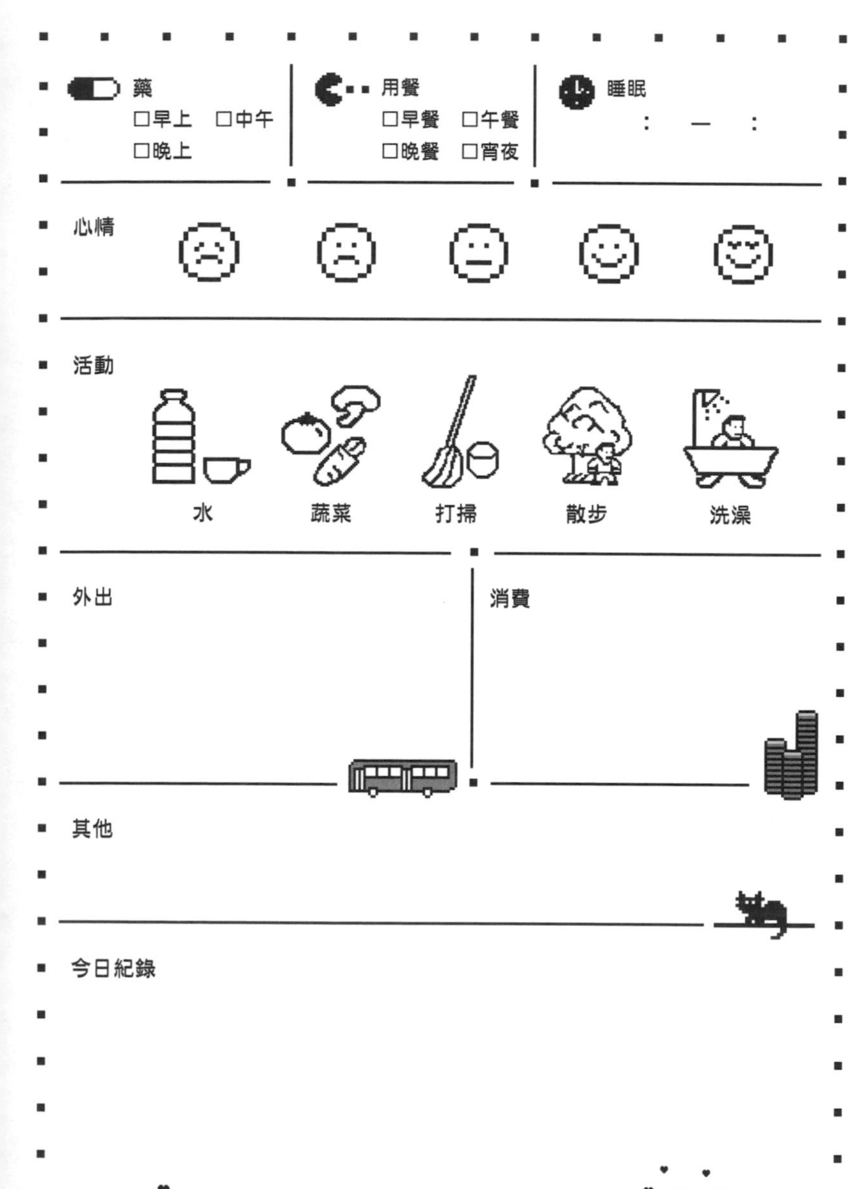

藥
□早上　□中午
□晚上

用餐
□早餐　□午餐
□晚餐　□宵夜

睡眠
：　—　：

心情

活動
水　蔬菜　打掃　散步　洗澡

外出

消費

其他

今日紀錄

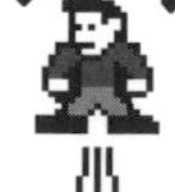

年　月　日

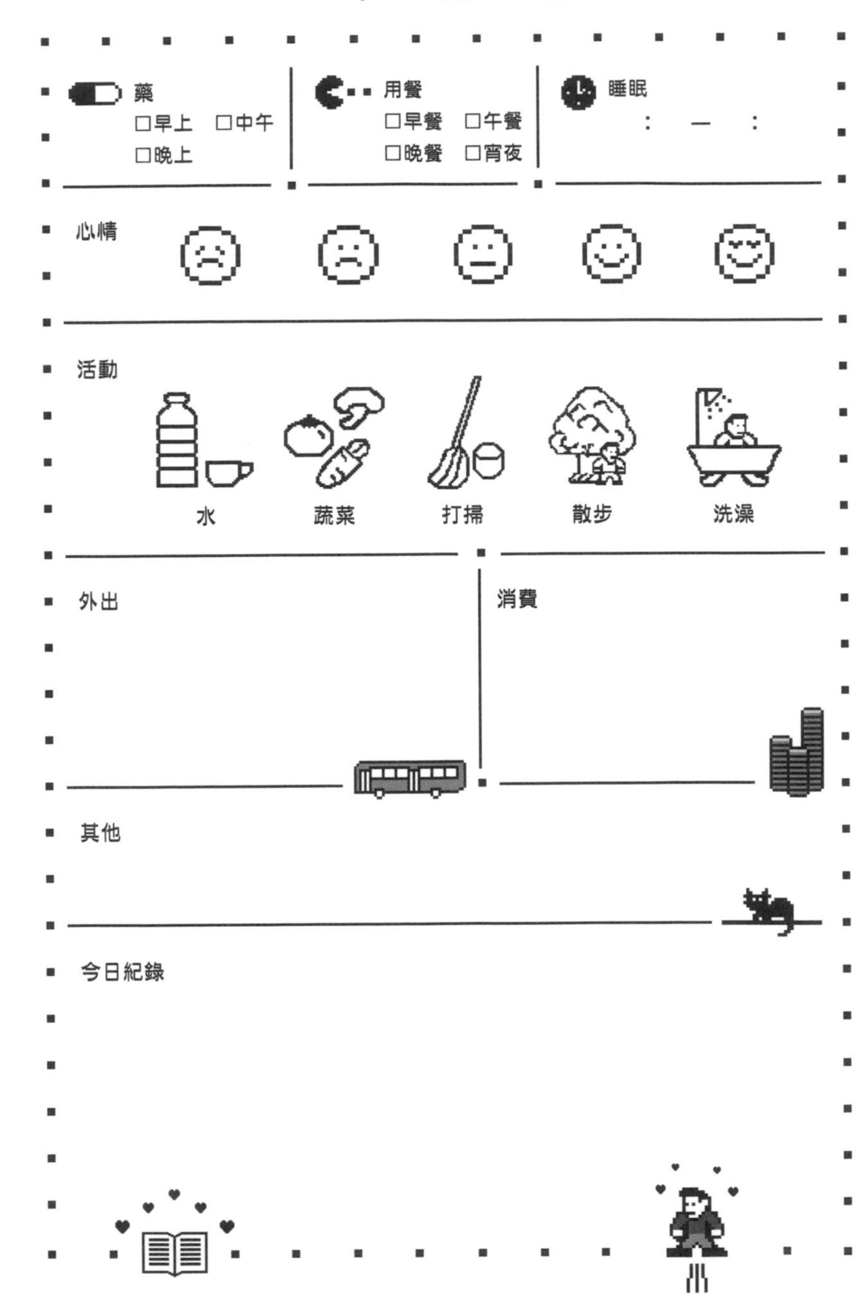
藥
□早上 □中午
□晚上
用餐
□早餐 □午餐
□晚餐 □宵夜
睡眠
心情
活動
水
蔬菜
打掃
散步
洗澡
外出
消費
其他
今日紀錄

年　　月　　日

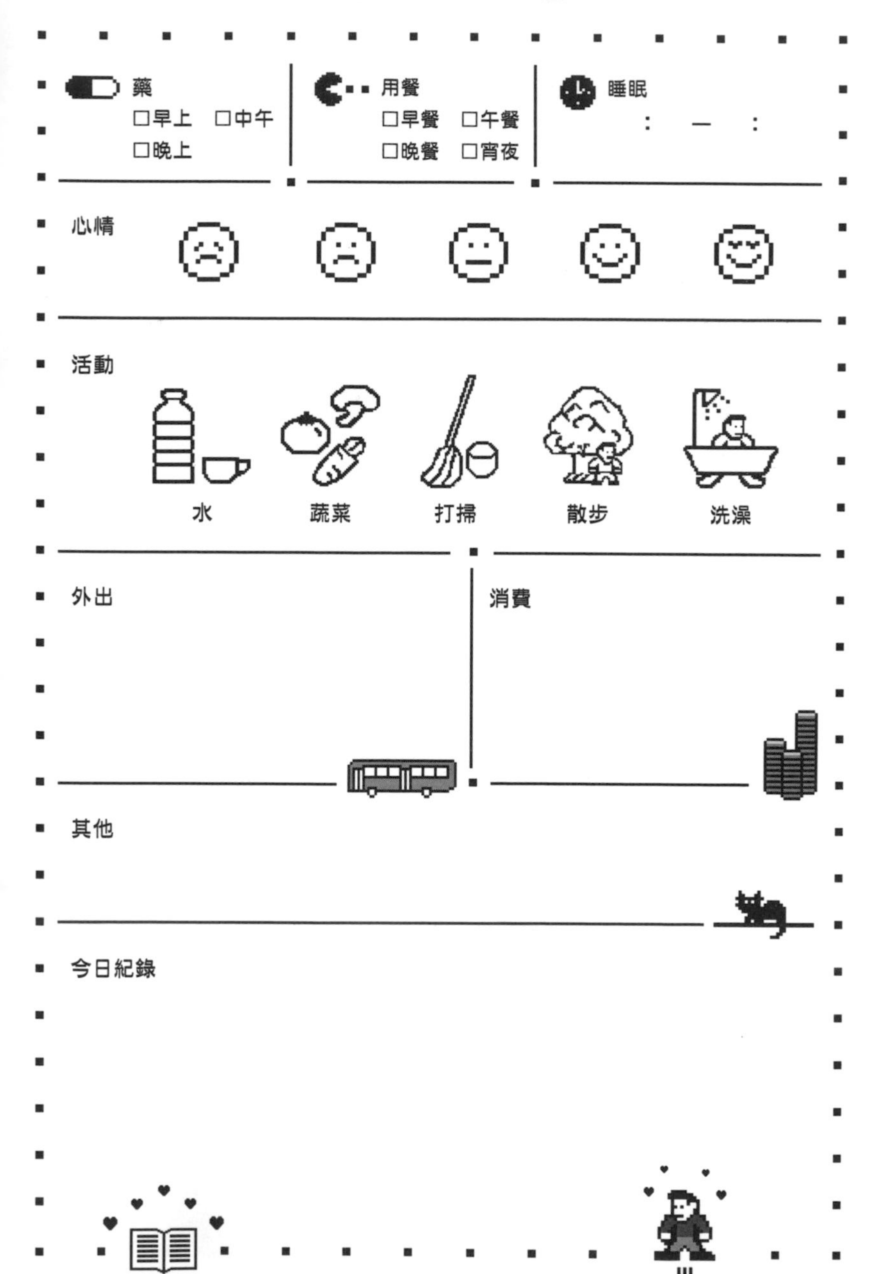

藥
☐早上 ☐中午
☐晚上
用餐
☐早餐 ☐午餐
☐晚餐 ☐宵夜
睡眠
: — :
心情
活動
水
蔬菜
打掃
散步
洗澡
外出
消費
其他
今日紀錄

年　　月　　日

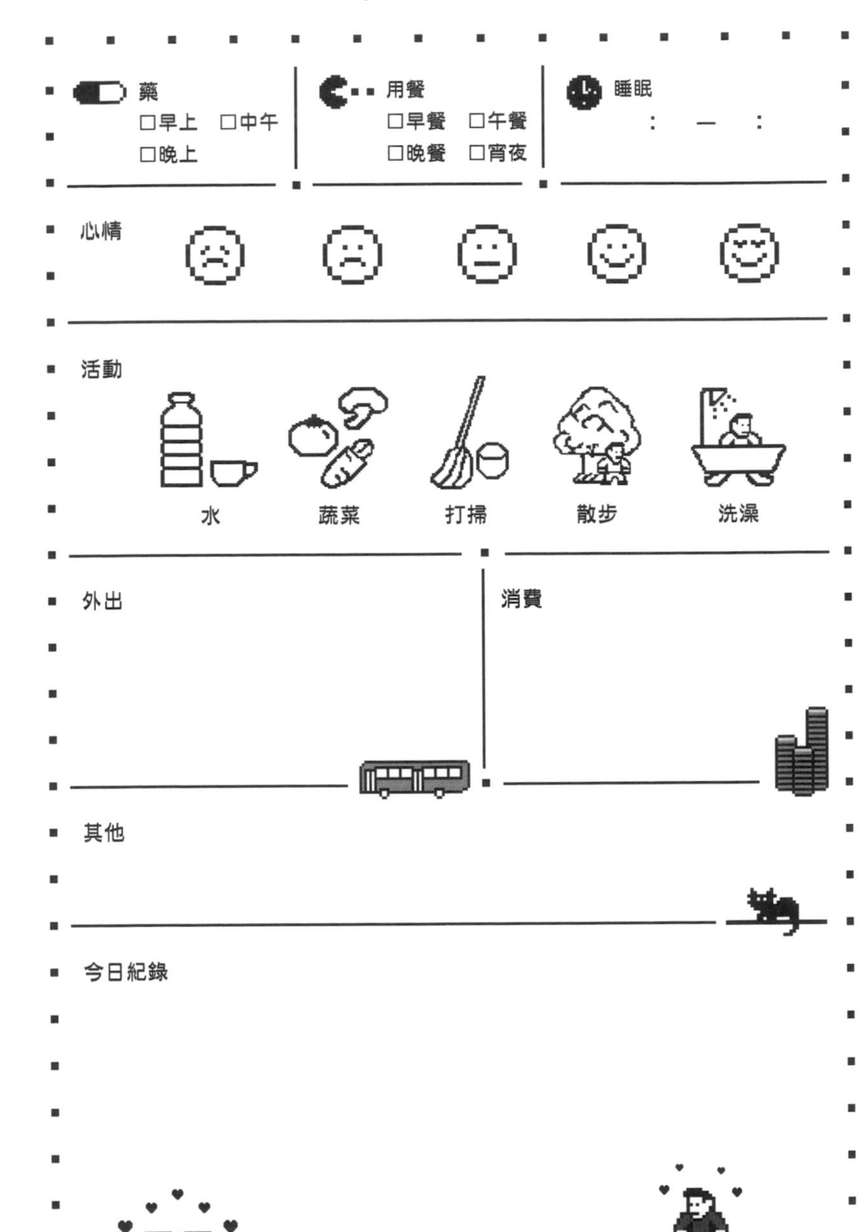

藥
□早上　□中午
□晚上
用餐
□早餐　□午餐
□晚餐　□宵夜
睡眠
:　—　:
心情
活動
水
蔬菜
打掃
散步
洗澡
外出
消費
其他
今日紀錄

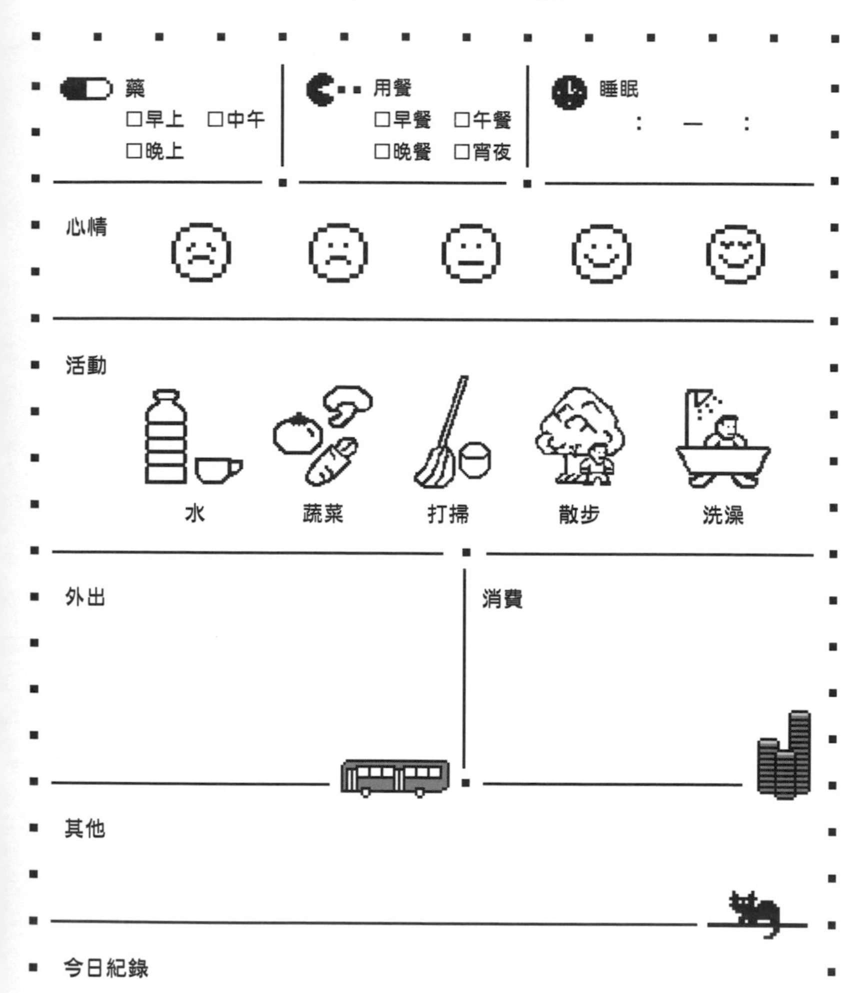

年　月　日

藥
☐早上　☐中午
☐晚上

用餐
☐早餐　☐午餐
☐晚餐　☐宵夜

睡眠
:　—　:

心情

活動
水　蔬菜　打掃　散步　洗澡

外出

消費

其他

今日紀錄

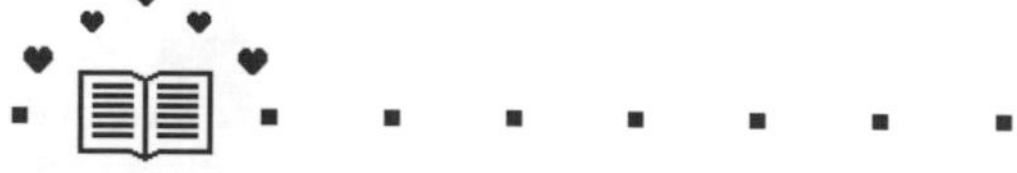

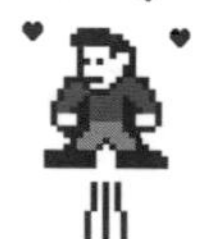

年　　月　　日

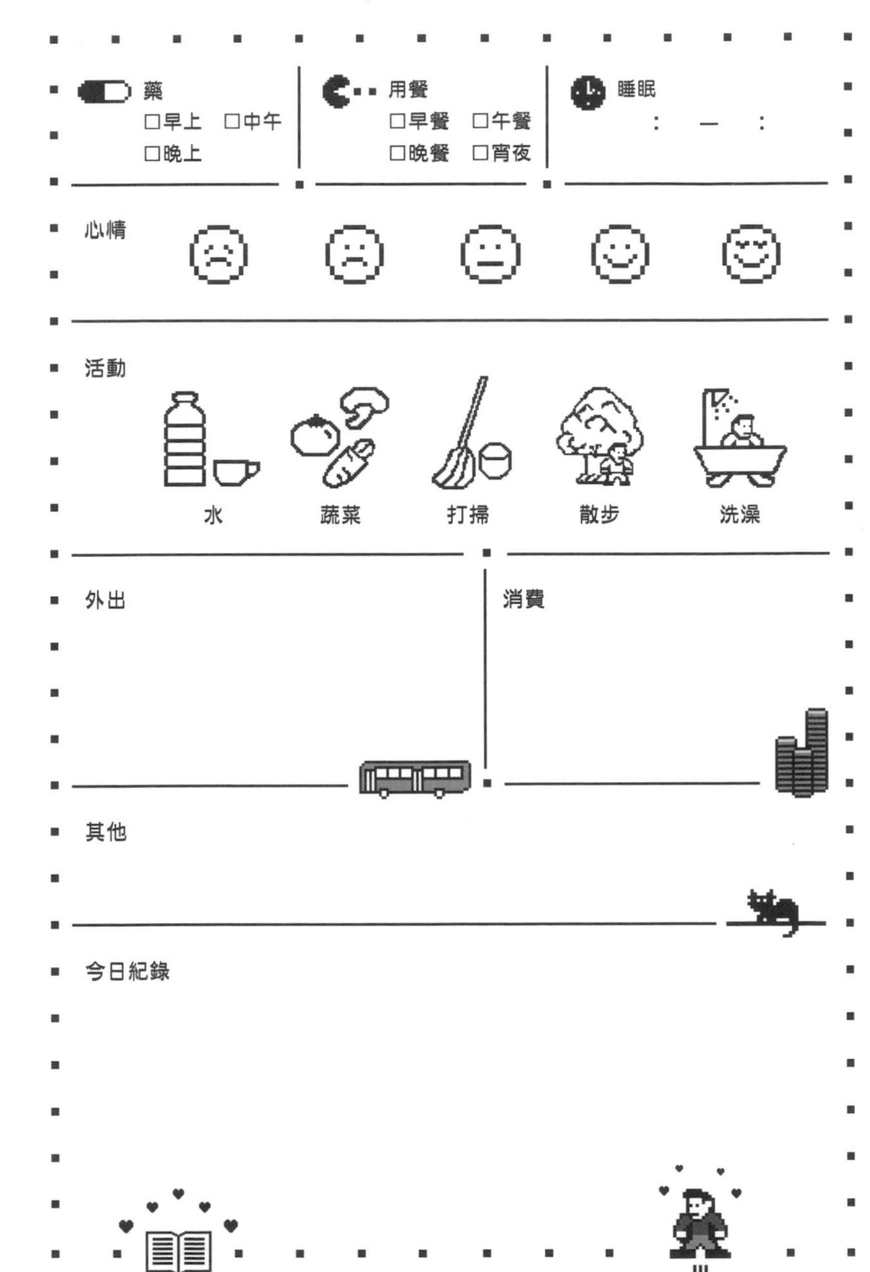

藥
☐早上　☐中午
☐晚上

用餐
☐早餐　☐午餐
☐晚餐　☐宵夜

睡眠
：　—　：

心情

活動
水　蔬菜　打掃　散步　洗澡

外出

消費

其他

今日紀錄

年　月　日

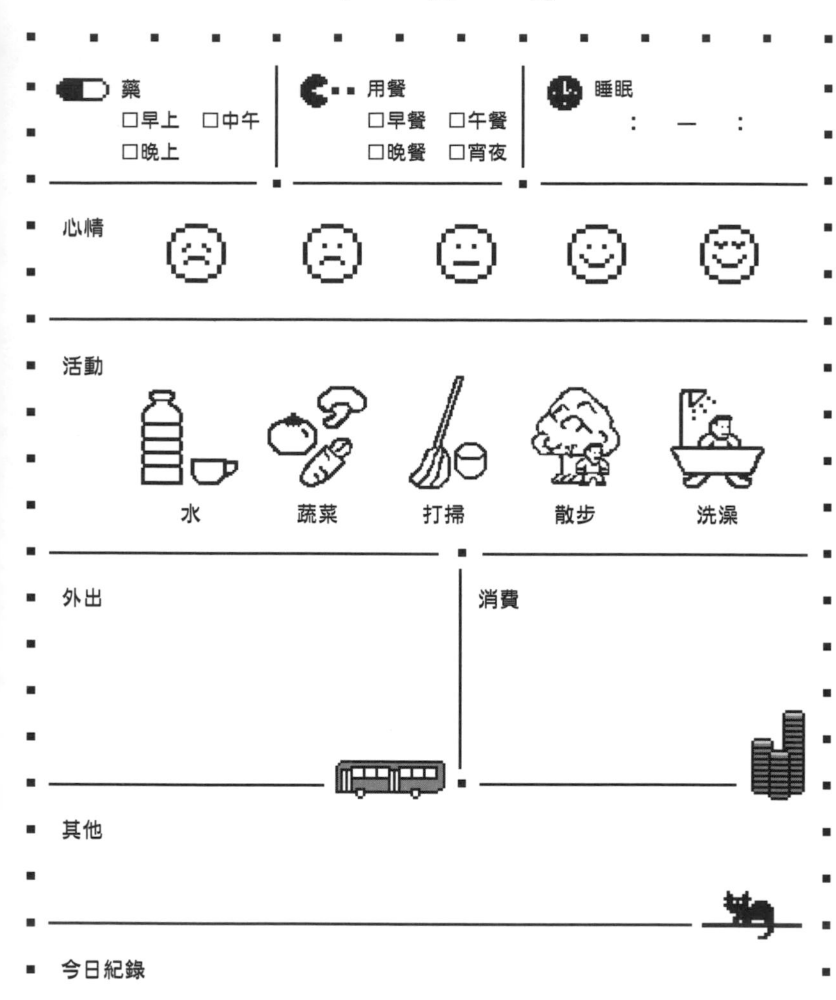

藥
☐早上　☐中午
☐晚上

用餐
☐早餐　☐午餐
☐晚餐　☐宵夜

睡眠
:　—　:

心情

活動

水　蔬菜　打掃　散步　洗澡

外出

消費

其他

今日紀錄

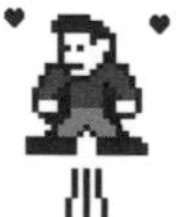

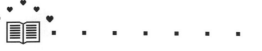

年　月　日

藥
☐早上　☐中午
☐晚上

用餐
☐早餐　☐午餐
☐晚餐　☐宵夜

睡眠
:　—　:

心情

活動

水　蔬菜　打掃　散步　洗澡

外出

消費

其他

今日紀錄

年　月　日

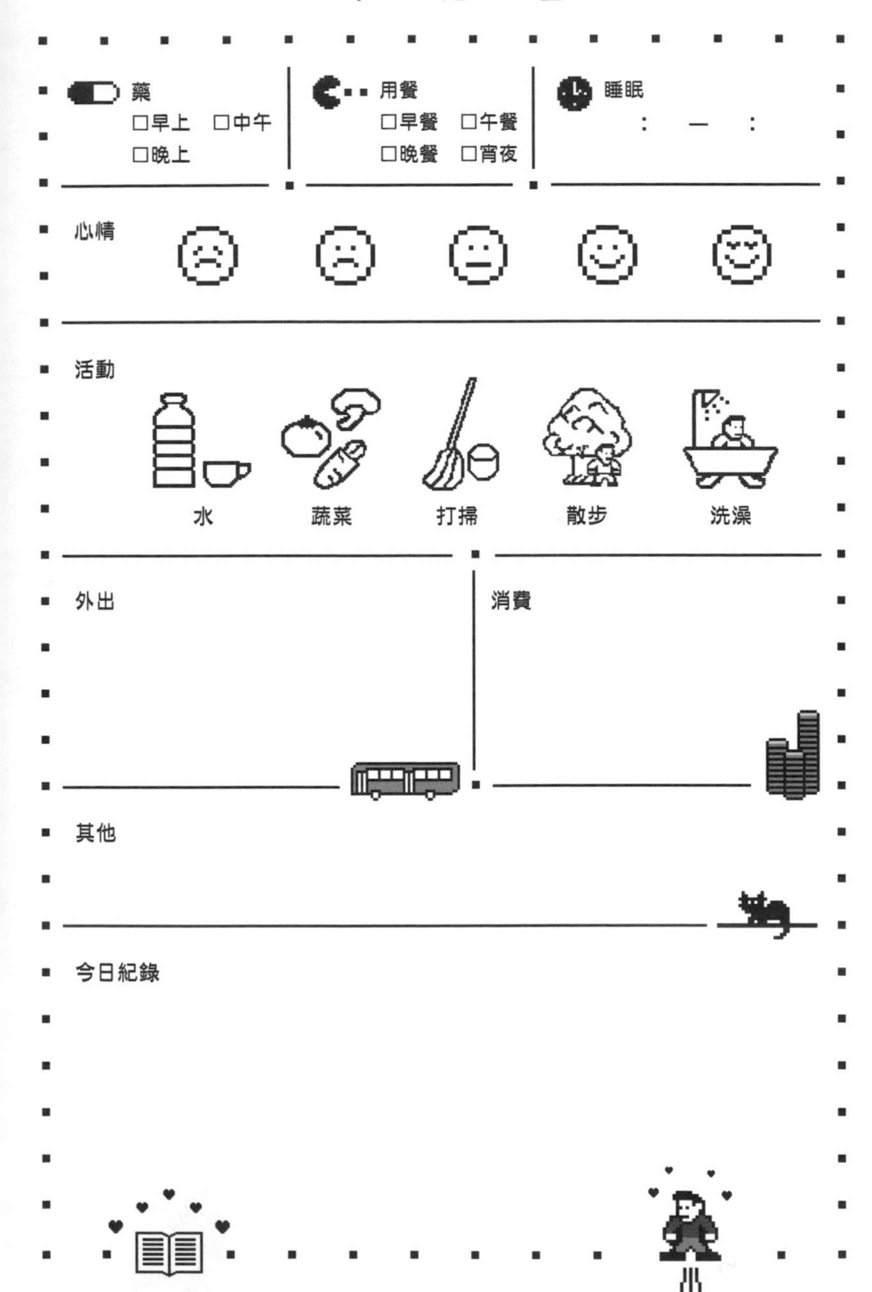

藥
☐早上　☐中午
☐晚上

用餐
☐早餐　☐午餐
☐晚餐　☐宵夜

睡眠
:　—　:

心情

活動

水　蔬菜　打掃　散步　洗澡

外出

消費

其他

今日紀錄

年　月　日

藥
☐早上　☐中午
☐晚上

用餐
☐早餐　☐午餐
☐晚餐　☐宵夜

睡眠
:　—　:

心情

活動

水　蔬菜　打掃　散步　洗澡

外出

消費

其他

今日紀錄

年　月　日

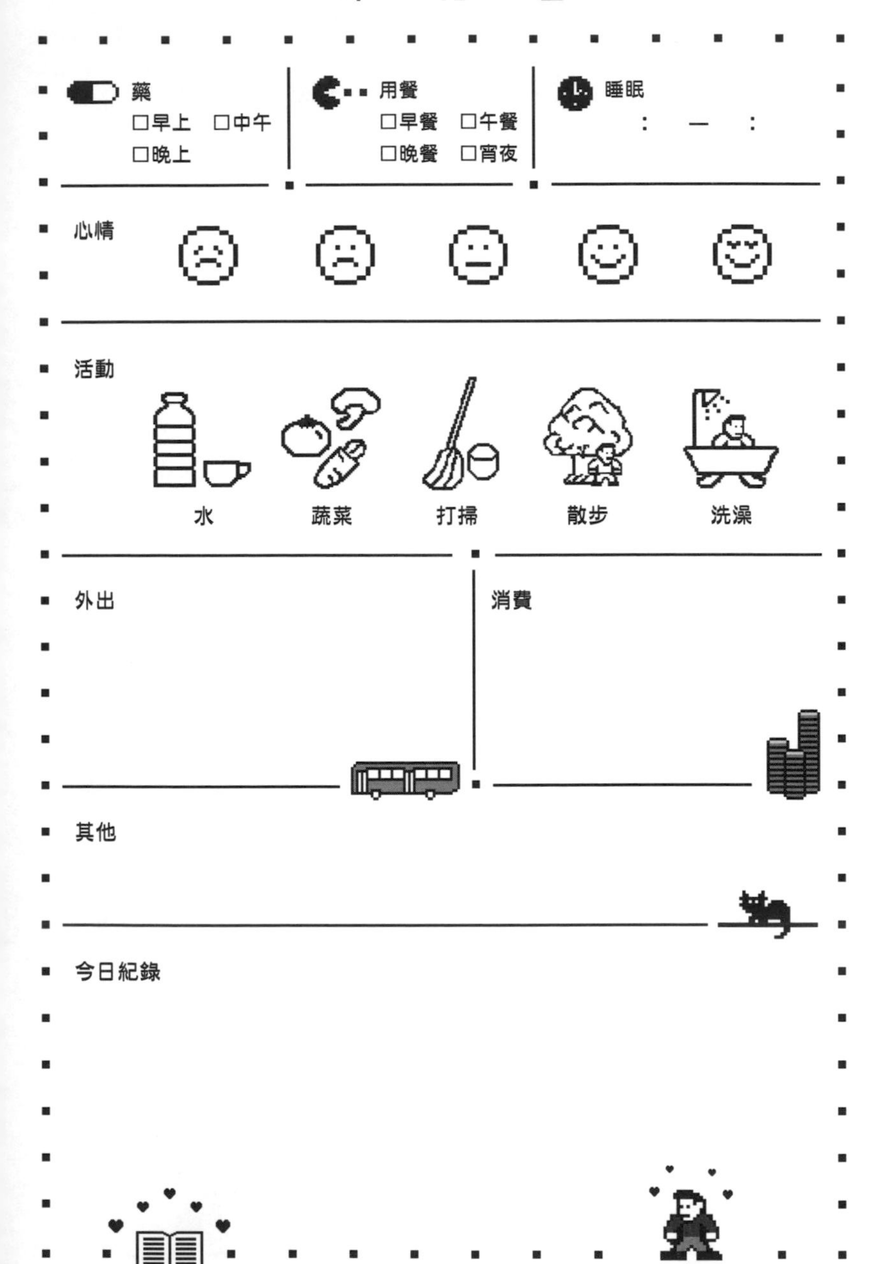

藥
☐早上　☐中午
☐晚上

用餐
☐早餐　☐午餐
☐晚餐　☐宵夜

睡眠
:　—　:

心情

活動

水　蔬菜　打掃　散步　洗澡

外出

消費

其他

今日紀錄

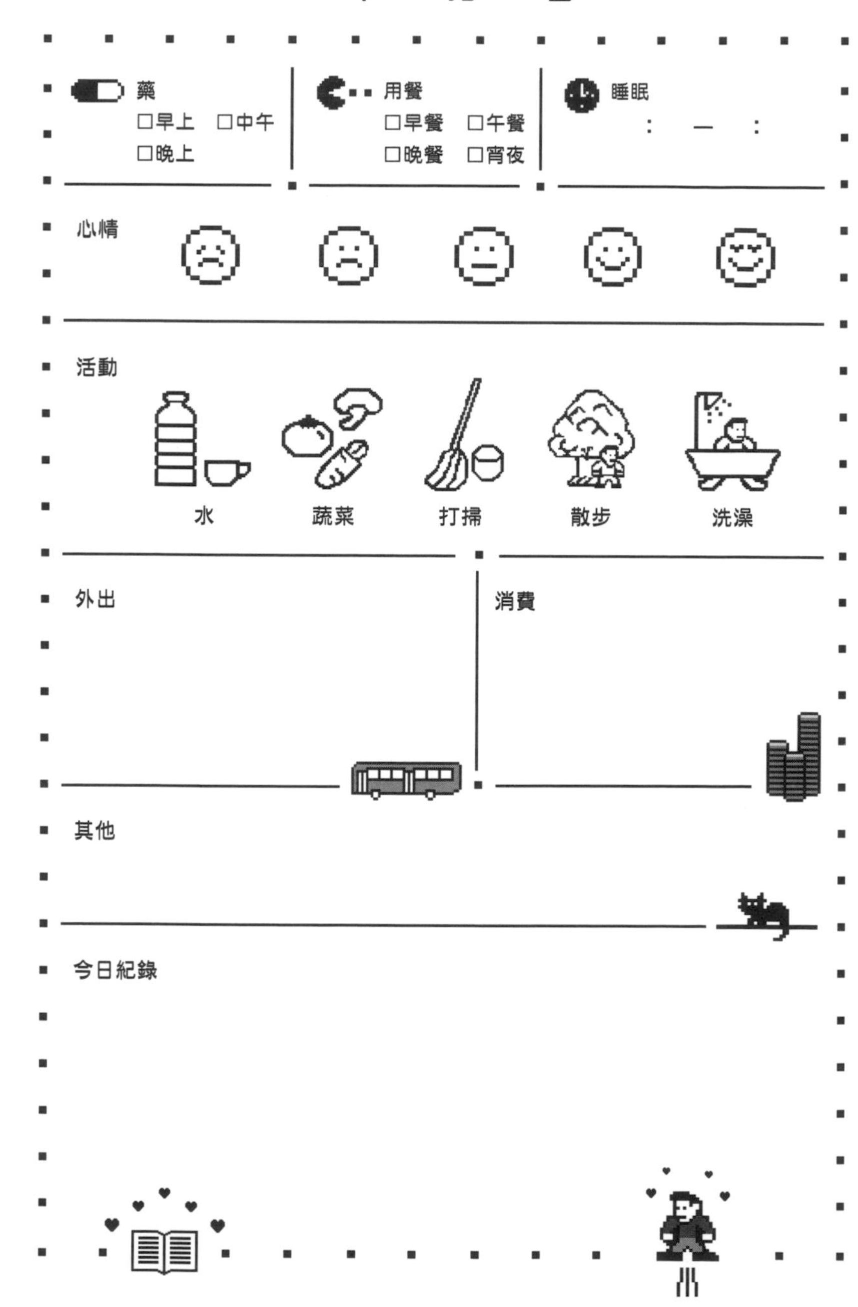
年 月 日
藥
□早上 □中午
□晚上
用餐
□早餐 □午餐
□晚餐 □宵夜
睡眠
: — :
心情
活動
水
蔬菜
打掃
散步
洗澡
外出
消費
其他
今日紀錄

年　　月　　日

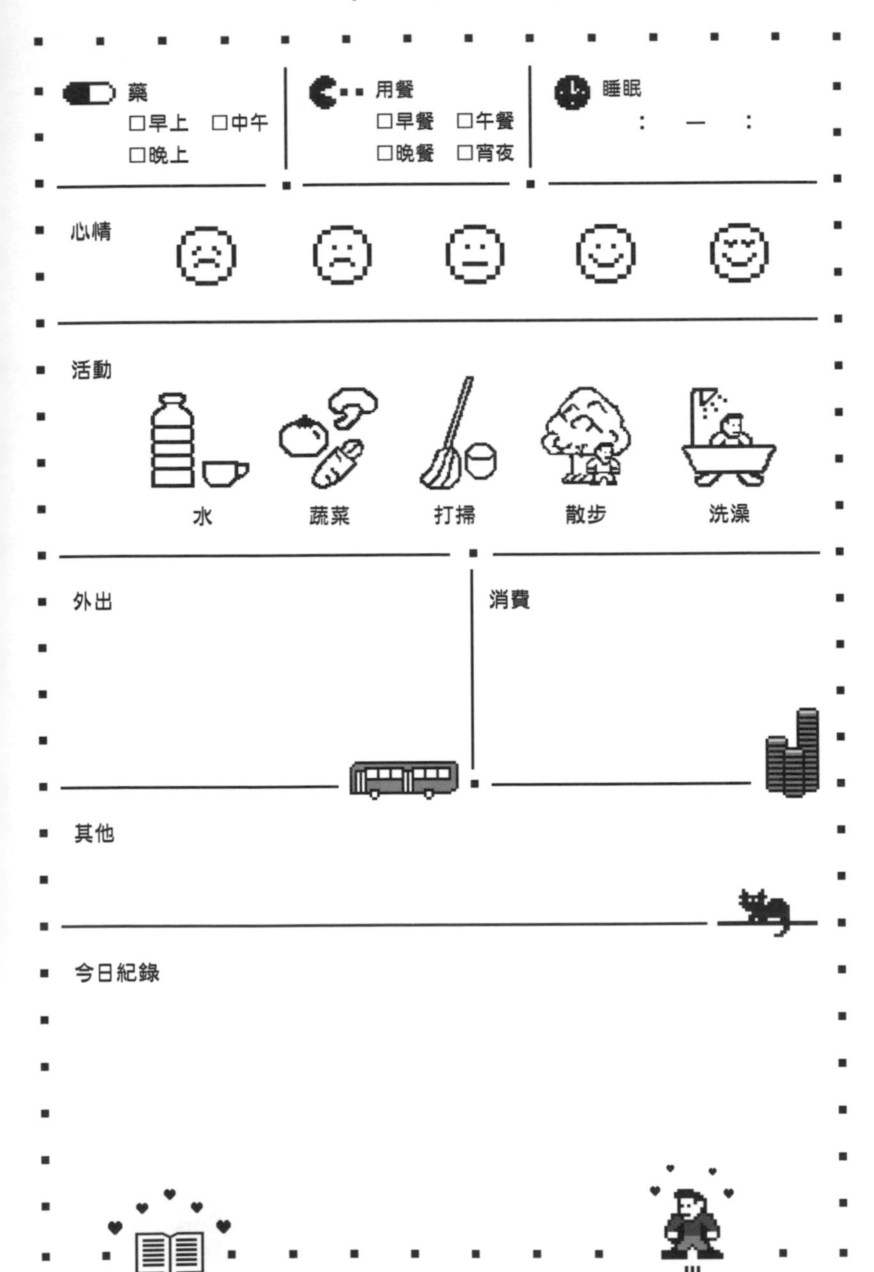

藥
☐早上　☐中午
☐晚上

用餐
☐早餐　☐午餐
☐晚餐　☐宵夜

睡眠
:　—　:

心情

活動

水　蔬菜　打掃　散步　洗澡

外出

消費

其他

今日紀錄

年　　月　　日

藥
☐早上　☐中午
☐晚上

用餐
☐早餐　☐午餐
☐晚餐　☐宵夜

睡眠
:　—　:

心情

活動

水　蔬菜　打掃　散步　洗澡

外出

消費

其他

今日紀錄

年　　月　　日

藥
☐早上　☐中午
☐晚上

用餐
☐早餐　☐午餐
☐晚餐　☐宵夜

睡眠
:　—　:

心情

活動

水　蔬菜　打掃　散步　洗澡

外出

消費

其他

今日紀錄

年　　月　　日

藥
☐早上　☐中午
☐晚上

用餐
☐早餐　☐午餐
☐晚餐　☐宵夜

睡眠
:　—　:

心情

活動

水　蔬菜　打掃　散步　洗澡

外出

消費

其他

今日紀錄

年　月　日

藥
☐早上　☐中午
☐晚上

用餐
☐早餐　☐午餐
☐晚餐　☐宵夜

睡眠
:　—　:

心情

活動

水　蔬菜　打掃　散步　洗澡

外出

消費

其他

今日紀錄

年　　月　　日

藥
☐早上　☐中午
☐晚上

用餐
☐早餐　☐午餐
☐晚餐　☐宵夜

睡眠
:　—　:

心情

活動

水　蔬菜　打掃　散步　洗澡

外出

消費

其他

今日紀錄

年　月　日

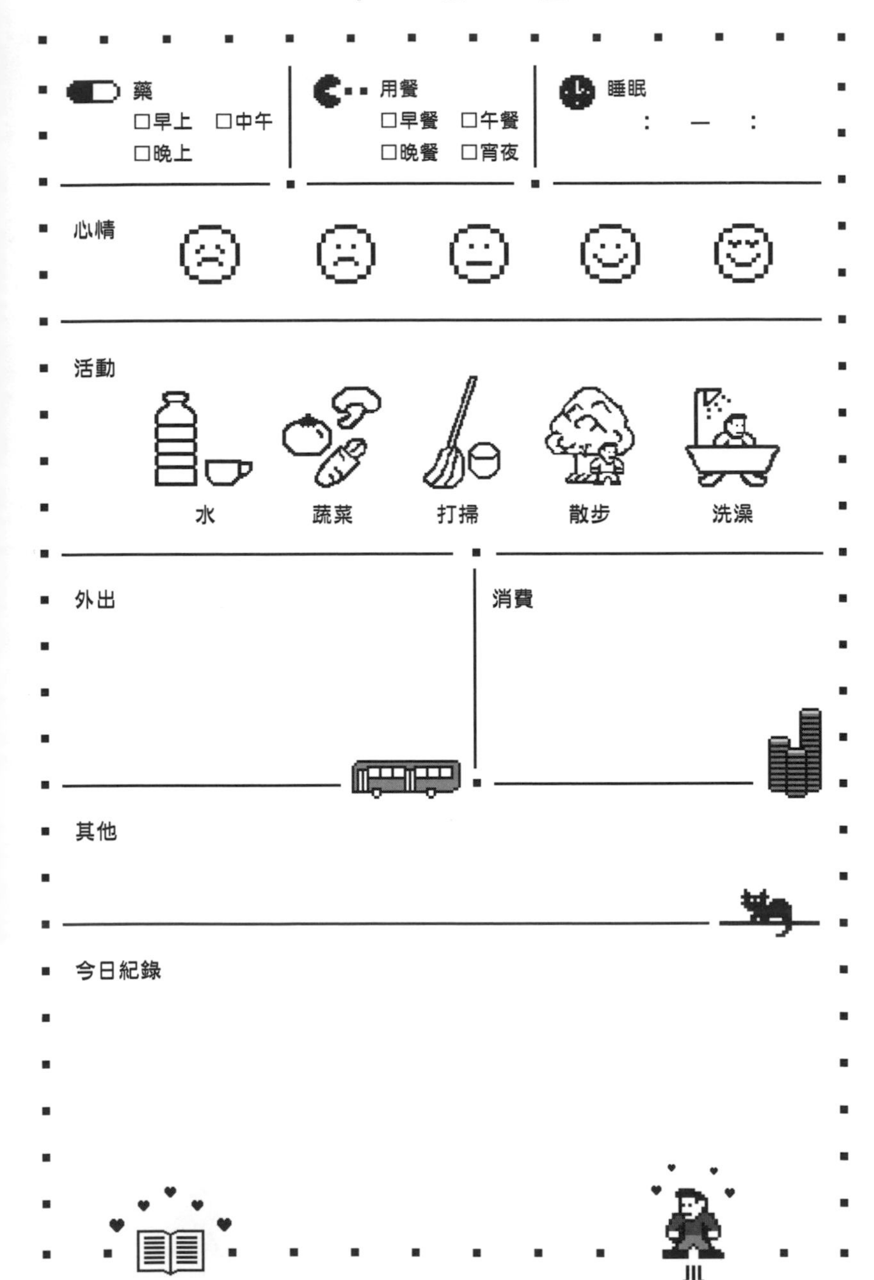

藥
☐早上　☐中午
☐晚上

用餐
☐早餐　☐午餐
☐晚餐　☐宵夜

睡眠
:　—　:

心情

活動

水　蔬菜　打掃　散步　洗澡

外出

消費

其他

今日紀錄

年　　月　　日

藥
☐早上　☐中午
☐晚上

用餐
☐早餐　☐午餐
☐晚餐　☐宵夜

睡眠
:　—　:

心情

活動

水　蔬菜　打掃　散步　洗澡

外出

消費

其他

今日紀錄

年　　月　　日

藥
☐早上　☐中午
☐晚上

用餐
☐早餐　☐午餐
☐晚餐　☐宵夜

睡眠
:　—　:

心情

活動

水　蔬菜　打掃　散步　洗澡

外出

消費

其他

今日紀錄

年　　月　　日

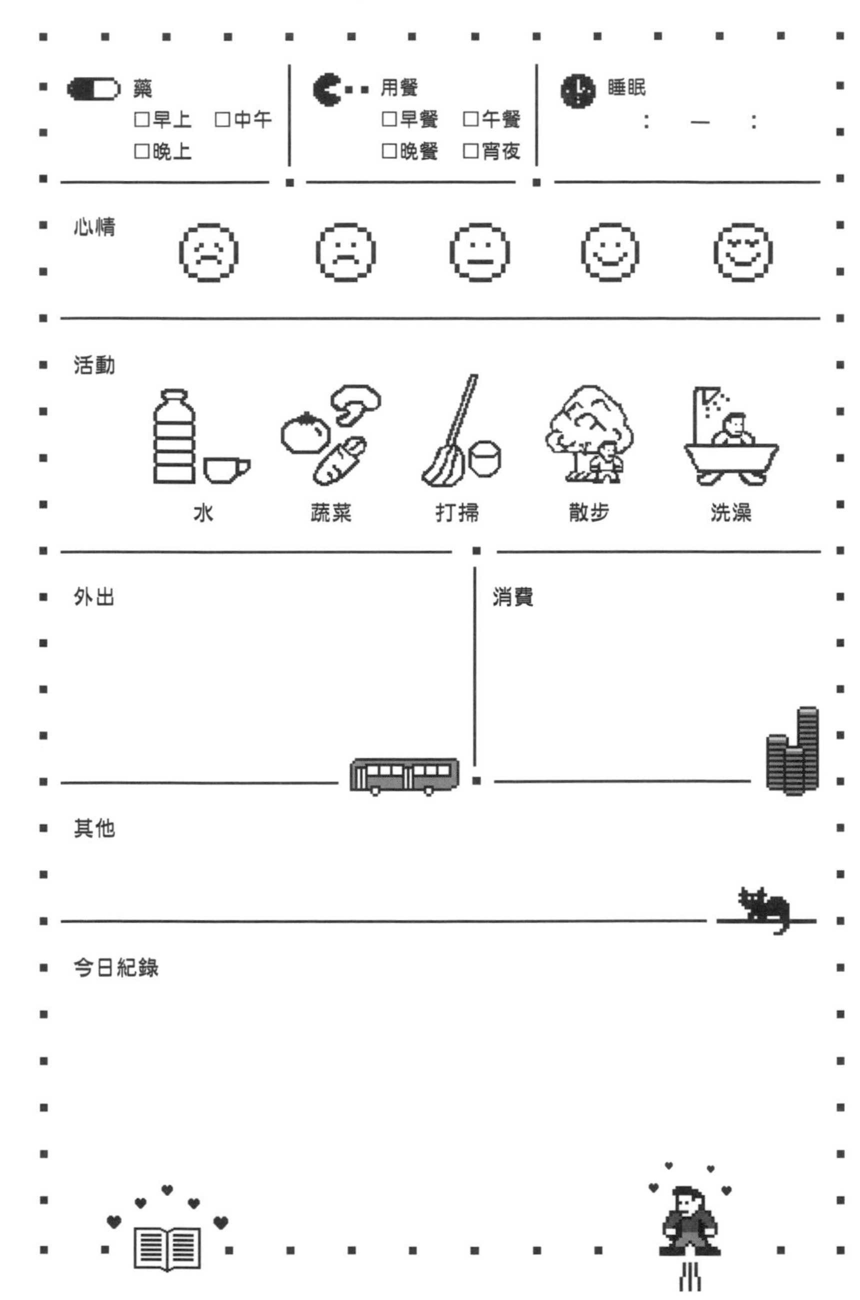

藥
□早上 □中午
□晚上
用餐
□早餐 □午餐
□晚餐 □宵夜
睡眠
: — :
心情
活動
水
蔬菜
打掃
散步
洗澡
外出
消費
其他
今日紀錄

年　月　日

藥
☐早上　☐中午
☐晚上

用餐
☐早餐　☐午餐
☐晚餐　☐宵夜

睡眠
:　—　:

心情

活動

水　蔬菜　打掃　散步　洗澡

外出

消費

其他

今日紀錄

年　　月　　日

藥
☐早上　☐中午
☐晚上

用餐
☐早餐　☐午餐
☐晚餐　☐宵夜

睡眠
:　—　:

心情

活動

水　蔬菜　打掃　散步　洗澡

外出

消費

其他

今日紀錄

年　月　日

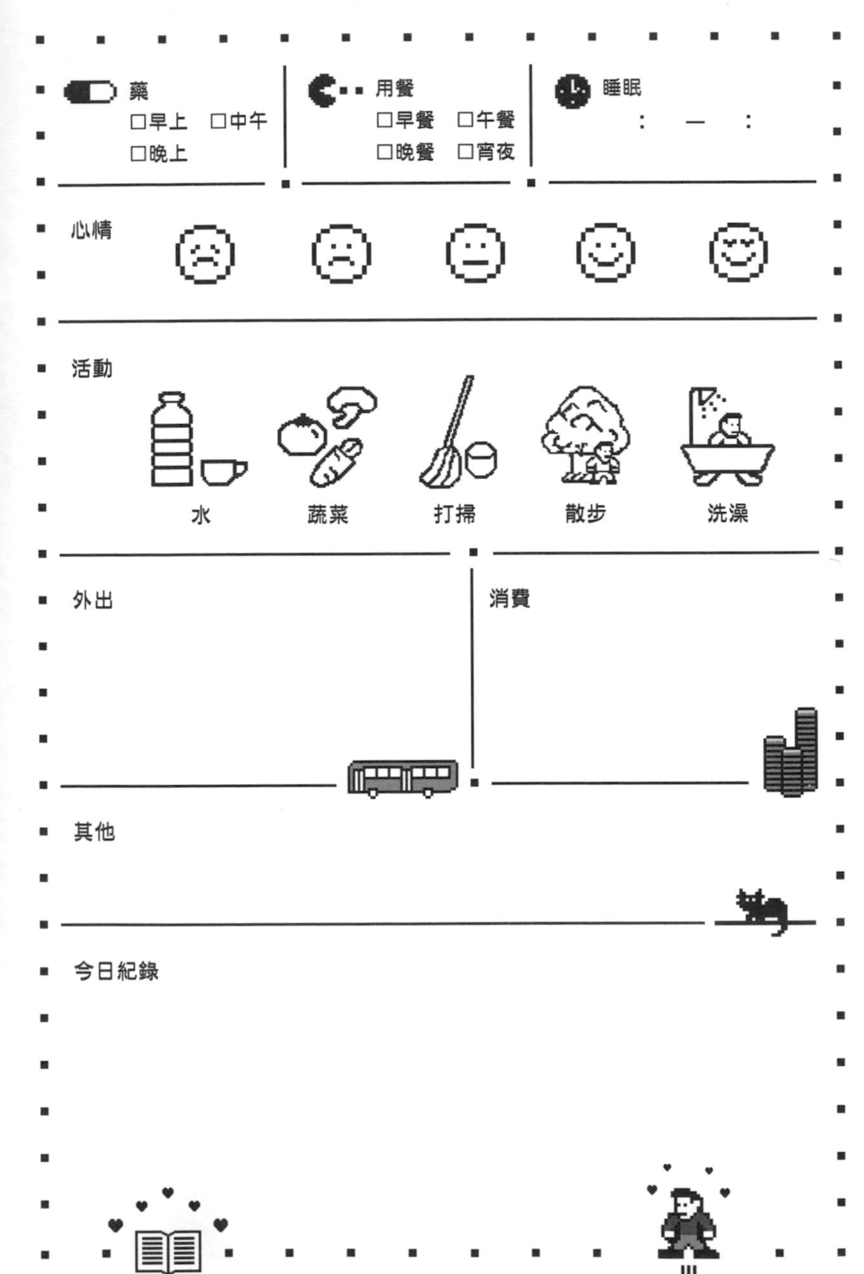
藥
□早上　□中午
□晚上
用餐
□早餐　□午餐
□晚餐　□宵夜
睡眠
:　—　:
心情
活動
水
蔬菜
打掃
散步
洗澡
外出
消費
其他
今日紀錄

年　月　日

藥
☐早上　☐中午
☐晚上

用餐
☐早餐　☐午餐
☐晚餐　☐宵夜

睡眠
:　—　:

心情

活動

水　蔬菜　打掃　散步　洗澡

外出

消費

其他

今日紀錄

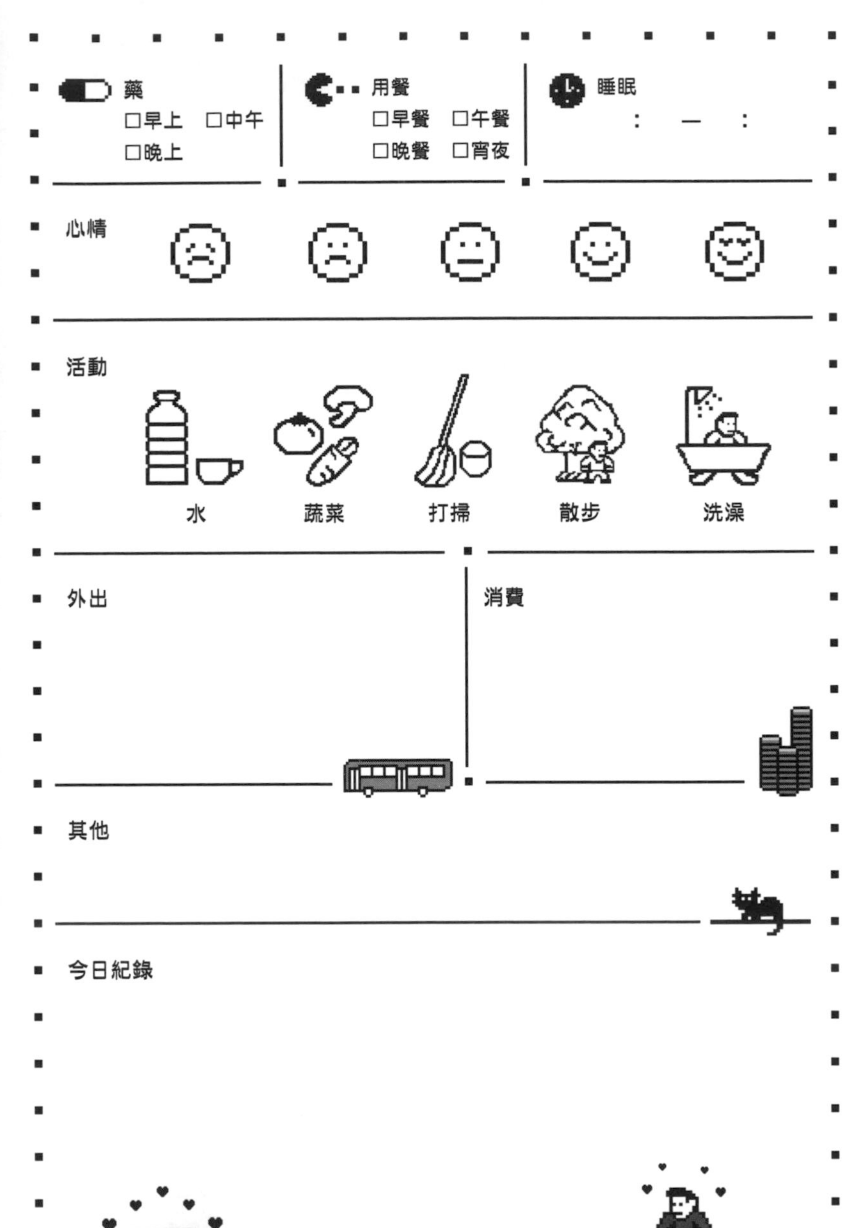
年 月 日
藥
□早上 □中午
□晚上
用餐
□早餐 □午餐
□晚餐 □宵夜
睡眠
: — :
心情
活動
水
蔬菜
打掃
散步
洗澡
外出
消費
其他
今日紀錄

年　　月　　日

藥	用餐	睡眠
☐早上　☐中午 ☐晚上	☐早餐　☐午餐 ☐晚餐　☐宵夜	：　—　：

心情

活動

水　蔬菜　打掃　散步　洗澡

外出

消費

其他

今日紀錄

年　　月　　日

藥
☐早上　☐中午
☐晚上

用餐
☐早餐　☐午餐
☐晚餐　☐宵夜

睡眠
:　—　:

心情

活動

水　蔬菜　打掃　散步　洗澡

外出

消費

其他

今日紀錄

年　　月　　日

藥
□早上　□中午
□晚上

用餐
□早餐　□午餐
□晚餐　□宵夜

睡眠
：　—　：

心情

活動

水　蔬菜　打掃　散步　洗澡

外出

消費

其他

今日紀錄

年　月　日

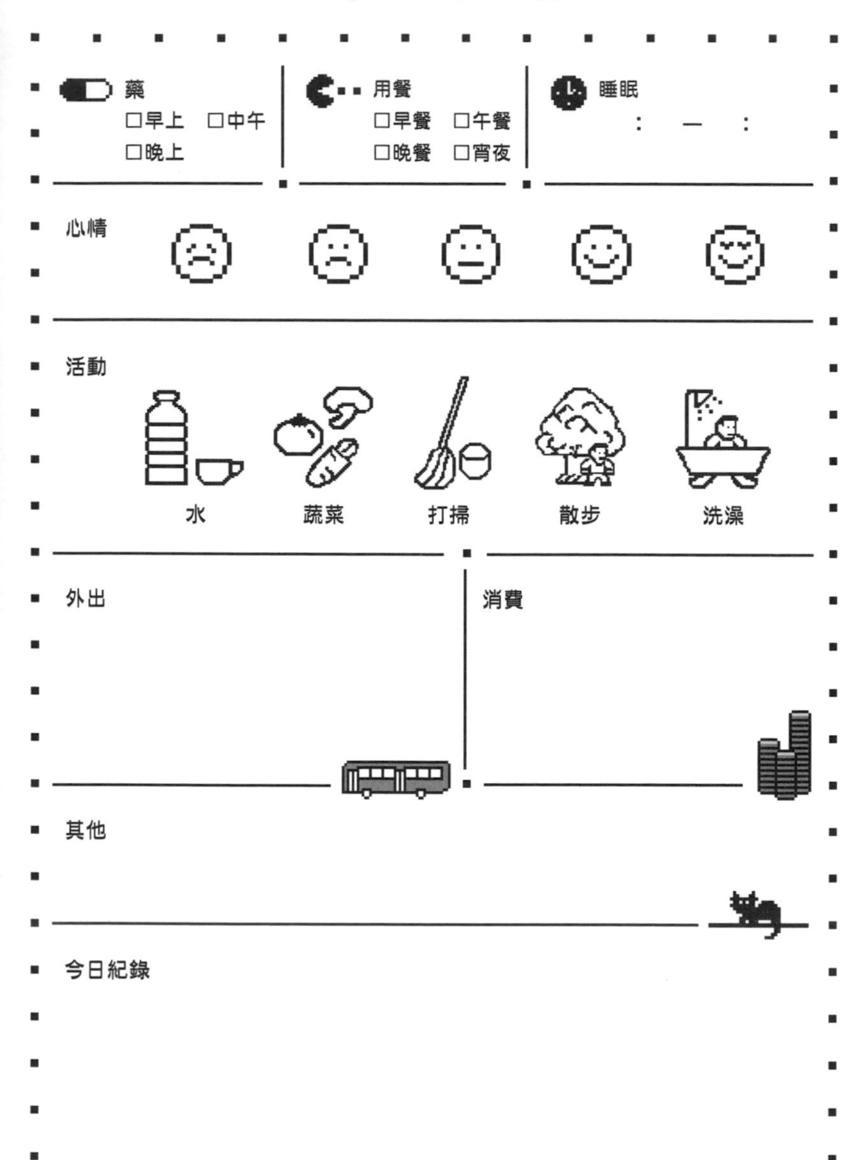

藥
□早上　□中午
□晚上

用餐
□早餐　□午餐
□晚餐　□宵夜

睡眠
:　—　:

心情

活動

水　蔬菜　打掃　散步　洗澡

外出

消費

其他

今日紀錄

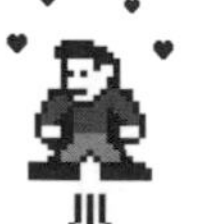

年　月　日

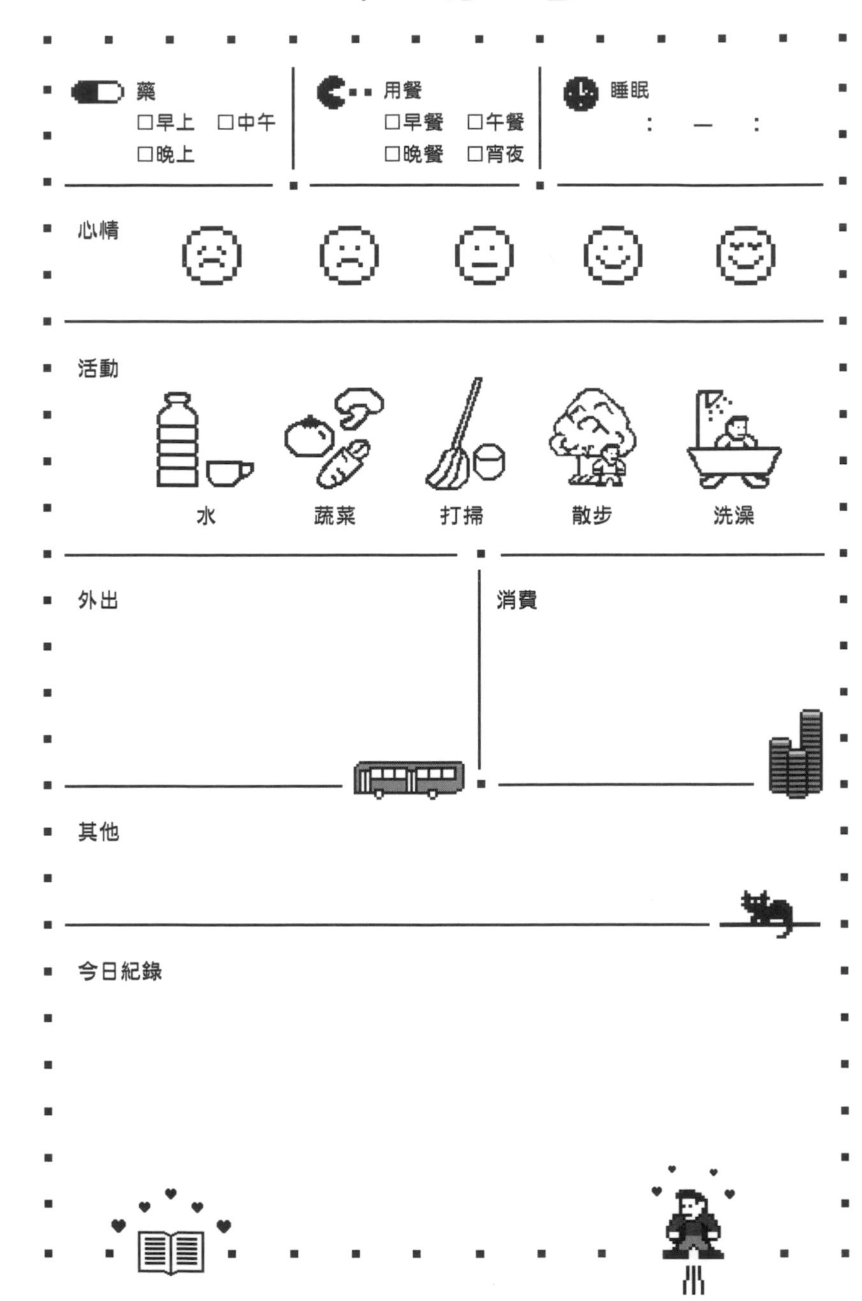
藥
☐早上 ☐中午
☐晚上
用餐
☐早餐 ☐午餐
☐晚餐 ☐宵夜
睡眠
: — :
心情
活動
水
蔬菜
打掃
散步
洗澡
外出
消費
其他
今日紀錄

年　月　日

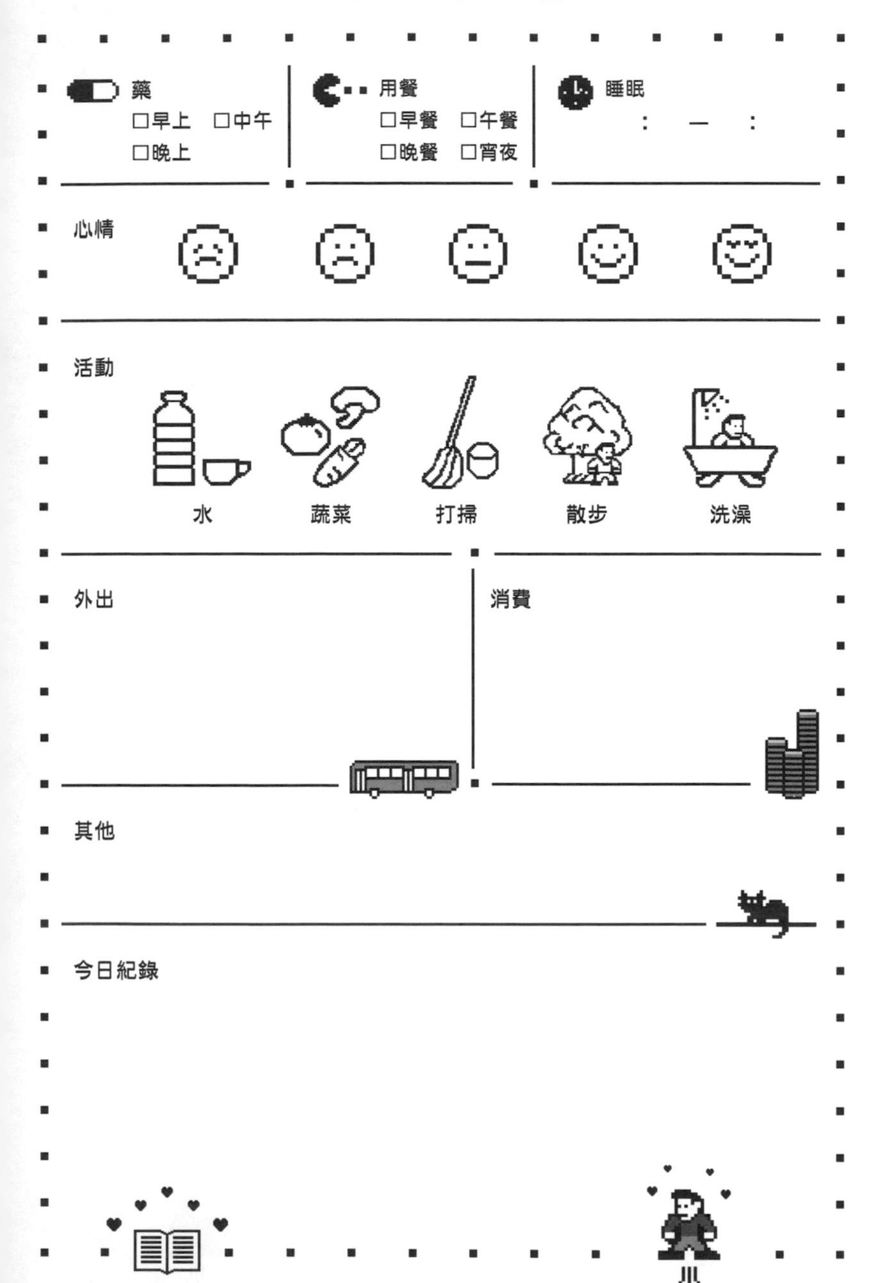
藥
□早上　□中午
□晚上
用餐
□早餐　□午餐
□晚餐　□宵夜
睡眠
:　—　:
心情
活動
水
蔬菜
打掃
散步
洗澡
外出
消費
其他
今日紀錄

年　　月　　日

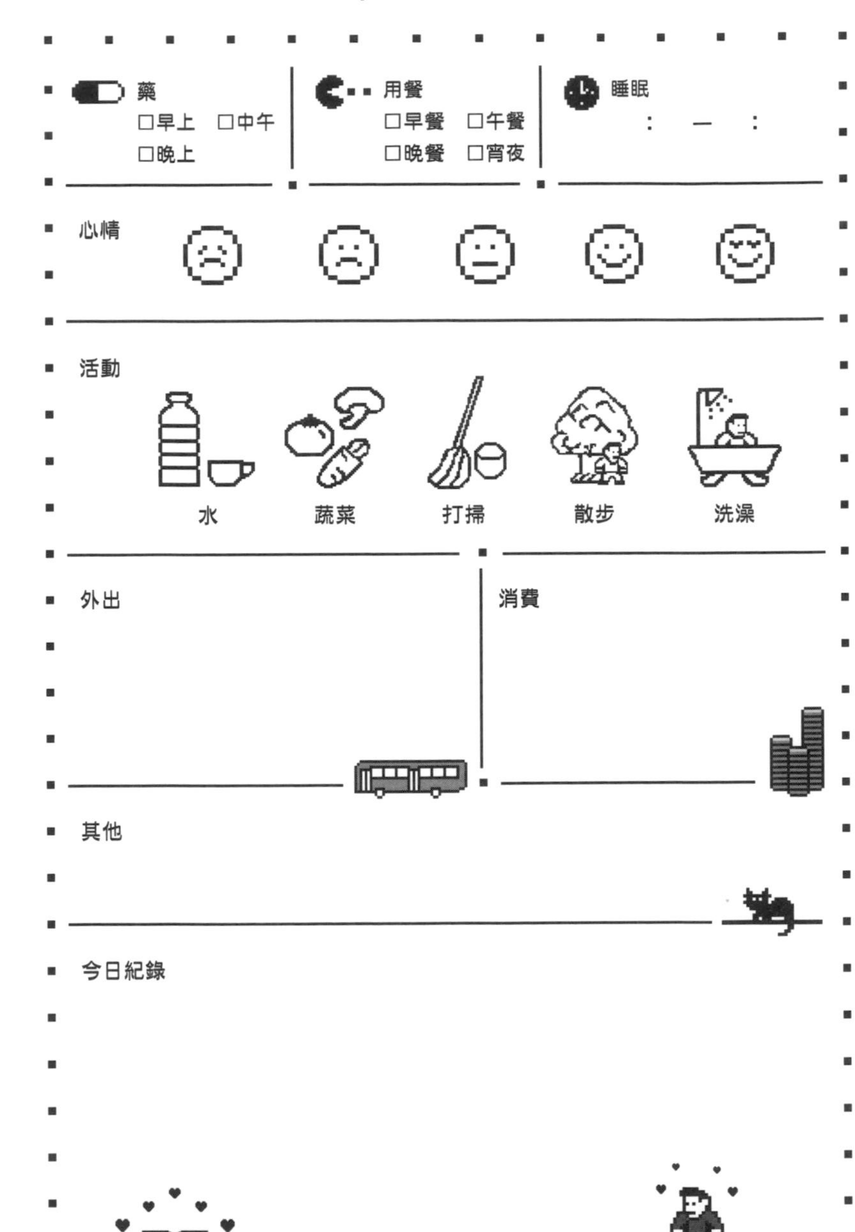
藥
□早上　□中午
□晚上
用餐
□早餐　□午餐
□晚餐　□宵夜
睡眠
:　—　:
心情
活動
水
蔬菜
打掃
散步
洗澡
外出
消費
其他
今日紀錄

年　　月　　日

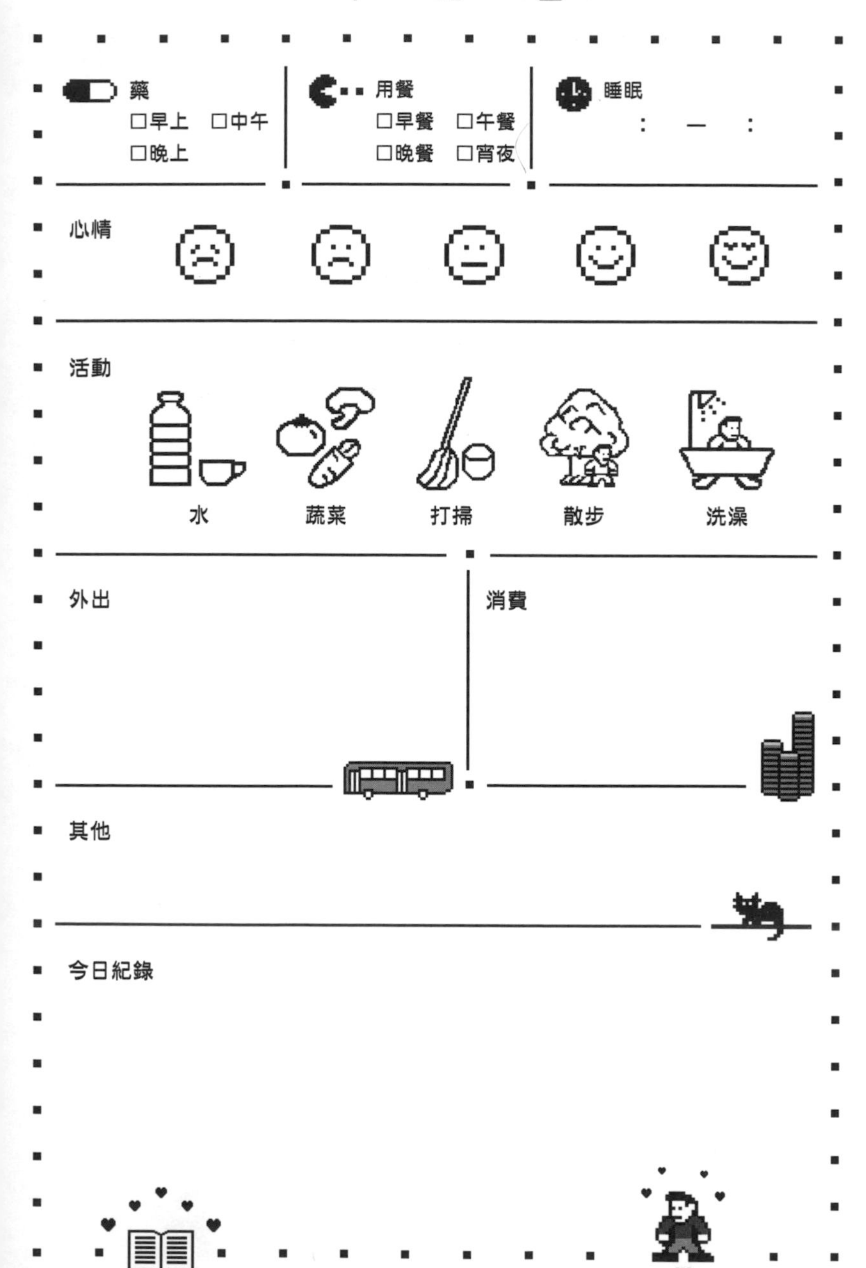
藥
□早上　□中午
□晚上
用餐
□早餐　□午餐
□晚餐　□宵夜
睡眠
:　—　:
心情
活動
水
蔬菜
打掃
散步
洗澡
外出
消費
其他
今日紀錄

年　　月　　日

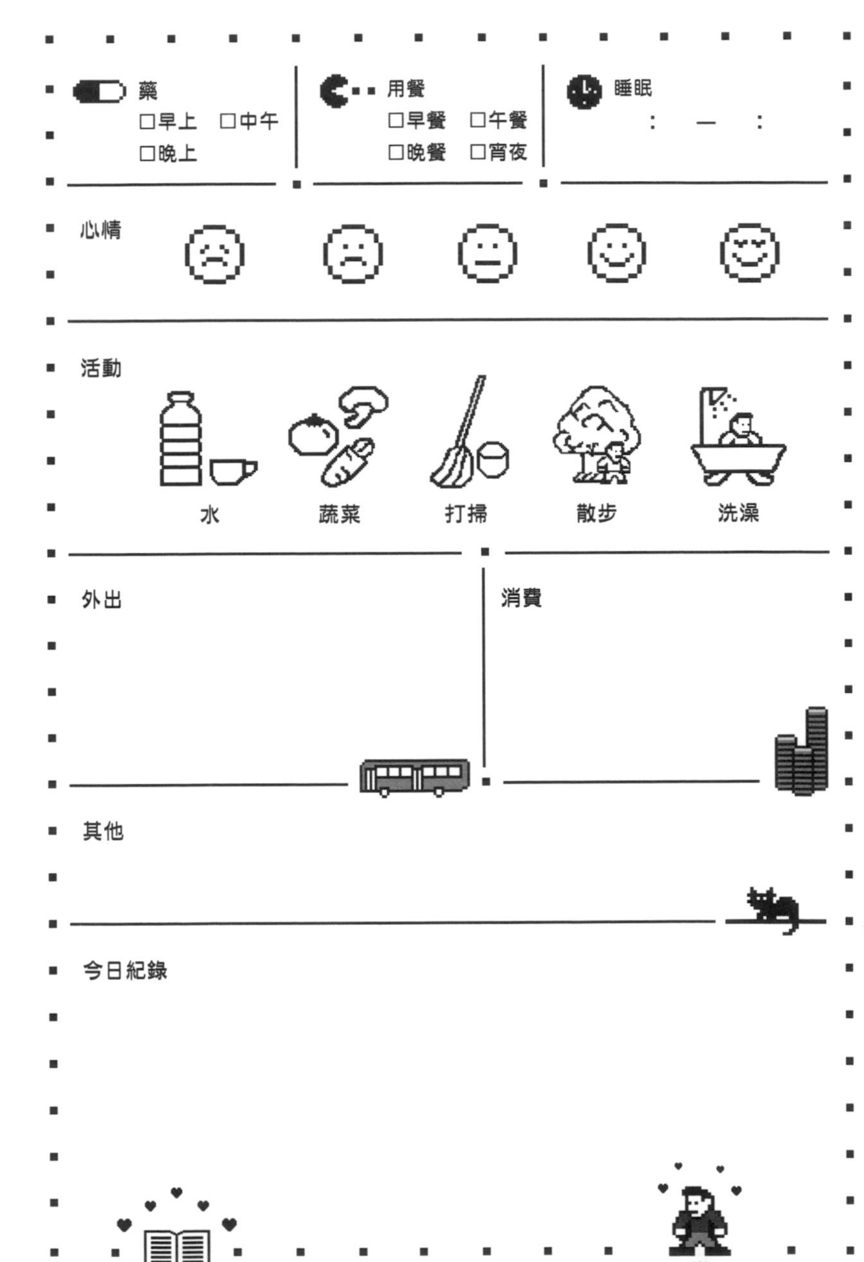
藥
□早上　□中午
□晚上
用餐
□早餐　□午餐
□晚餐　□宵夜
睡眠
:　—　:
心情
活動
水
蔬菜
打掃
散步
洗澡
外出
消費
其他
今日紀錄

年　月　日

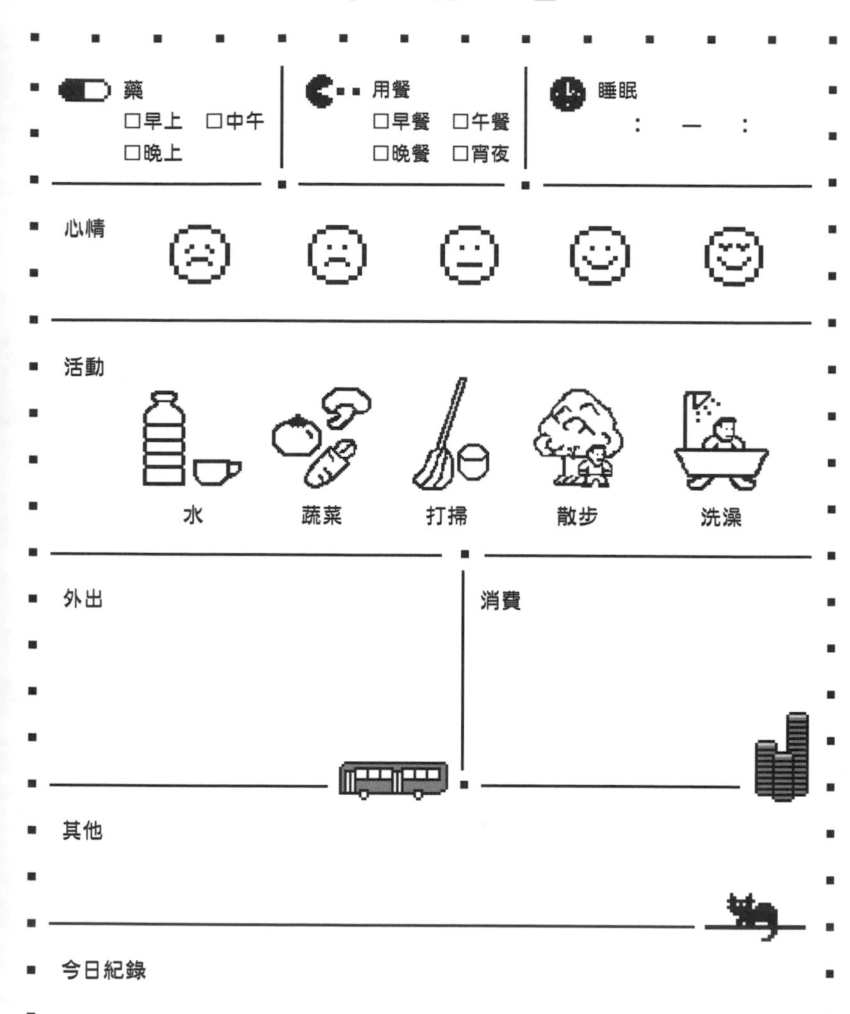

藥
☐早上　☐中午
☐晚上

用餐
☐早餐　☐午餐
☐晚餐　☐宵夜

睡眠
:　—　:

心情

活動

水　蔬菜　打掃　散步　洗澡

外出

消費

其他

今日紀錄

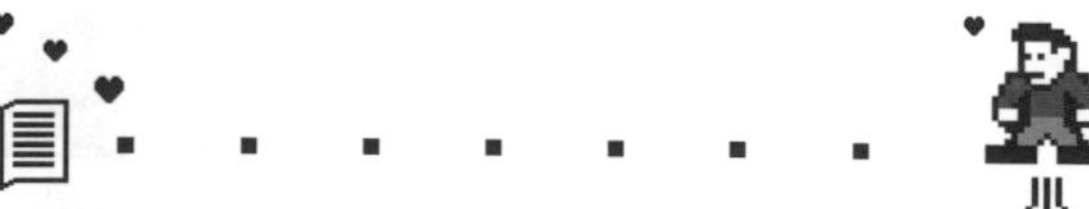

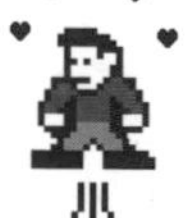

年　　月　　日

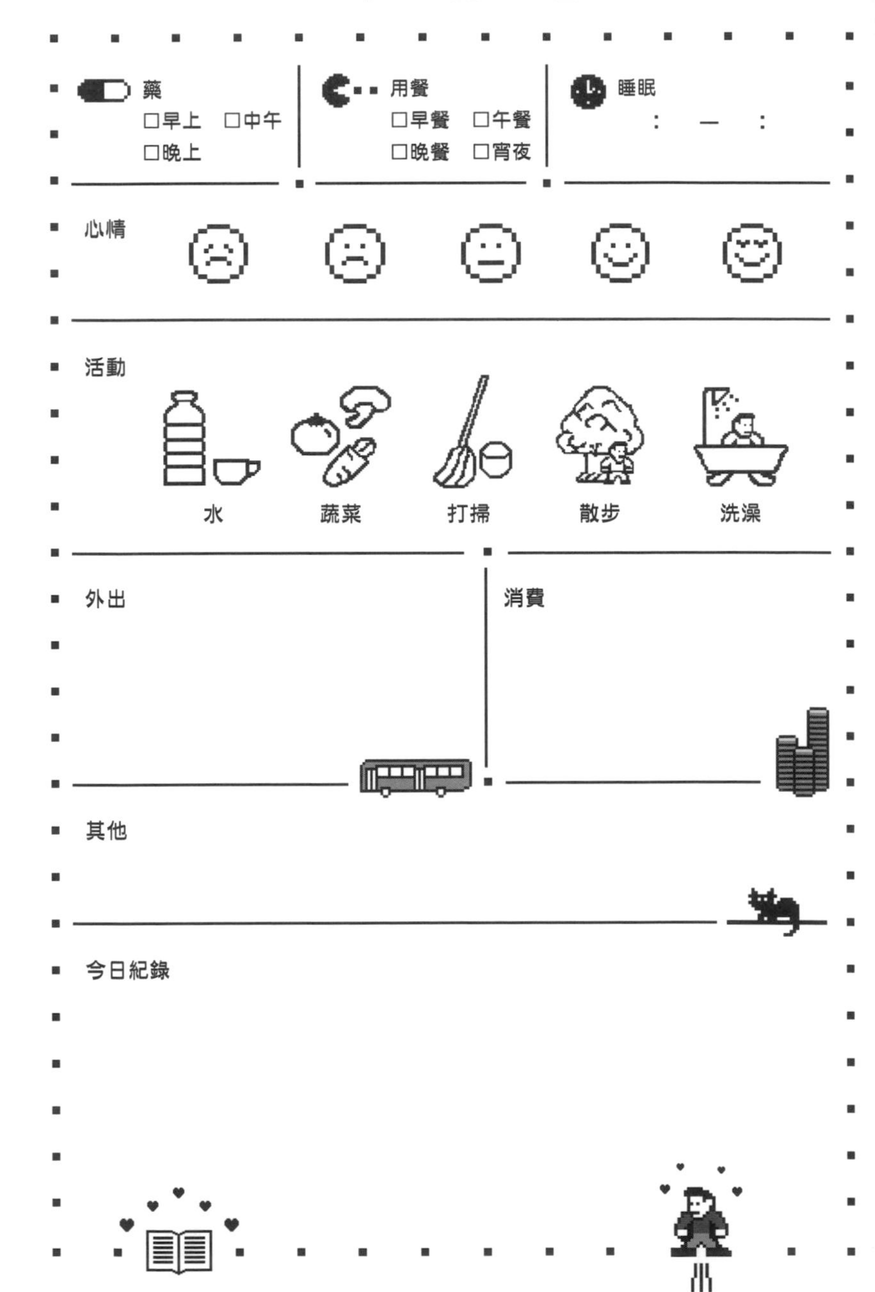
藥
□早上　□中午
□晚上
用餐
□早餐　□午餐
□晚餐　□宵夜
睡眠
:　—　:
心情
活動
水
蔬菜
打掃
散步
洗澡
外出
消費
其他
今日紀錄

年　　月　　日

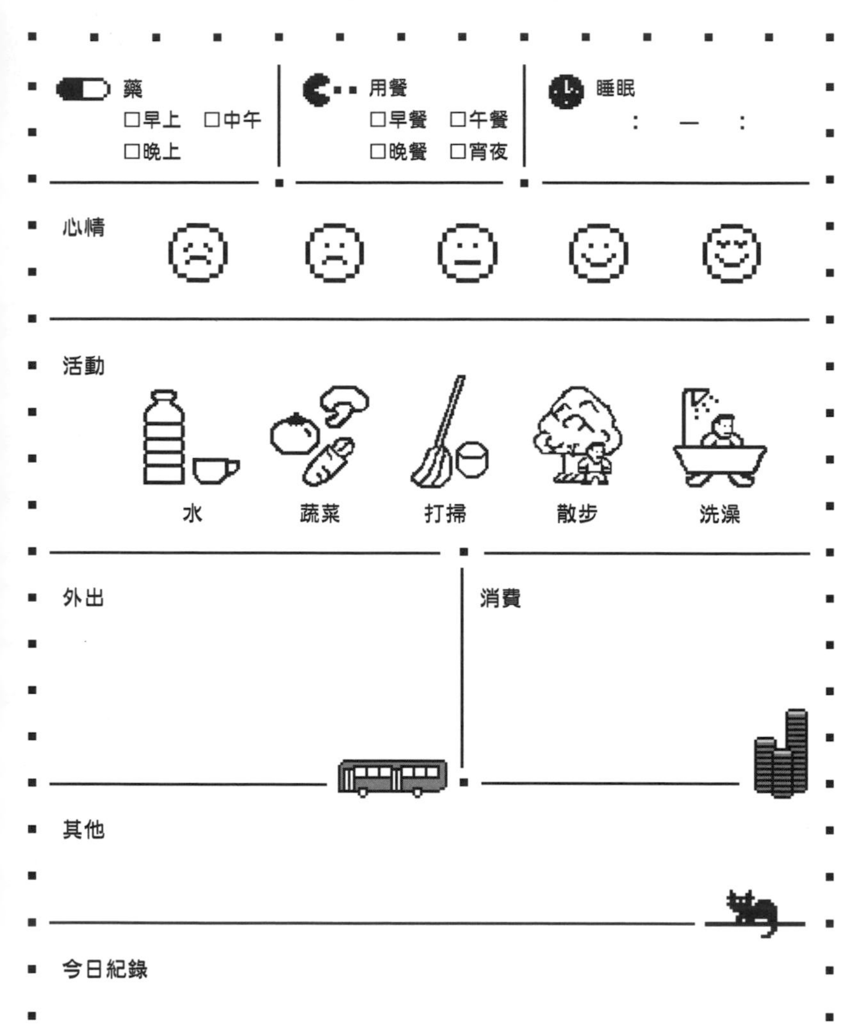

藥

□早上　□中午

□晚上

用餐

□早餐　□午餐

□晚餐　□宵夜

睡眠

:　—　:

心情

活動

水　蔬菜　打掃　散步　洗澡

外出

消費

其他

今日紀錄

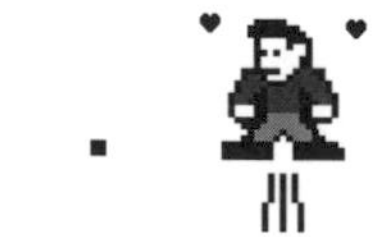

年　月　日

藥
☐早上 ☐中午
☐晚上

用餐
☐早餐 ☐午餐
☐晚餐 ☐宵夜

睡眠
:　—　:

心情

活動

水　蔬菜　打掃　散步　洗澡

外出

消費

其他

今日紀錄

年　　月　　日

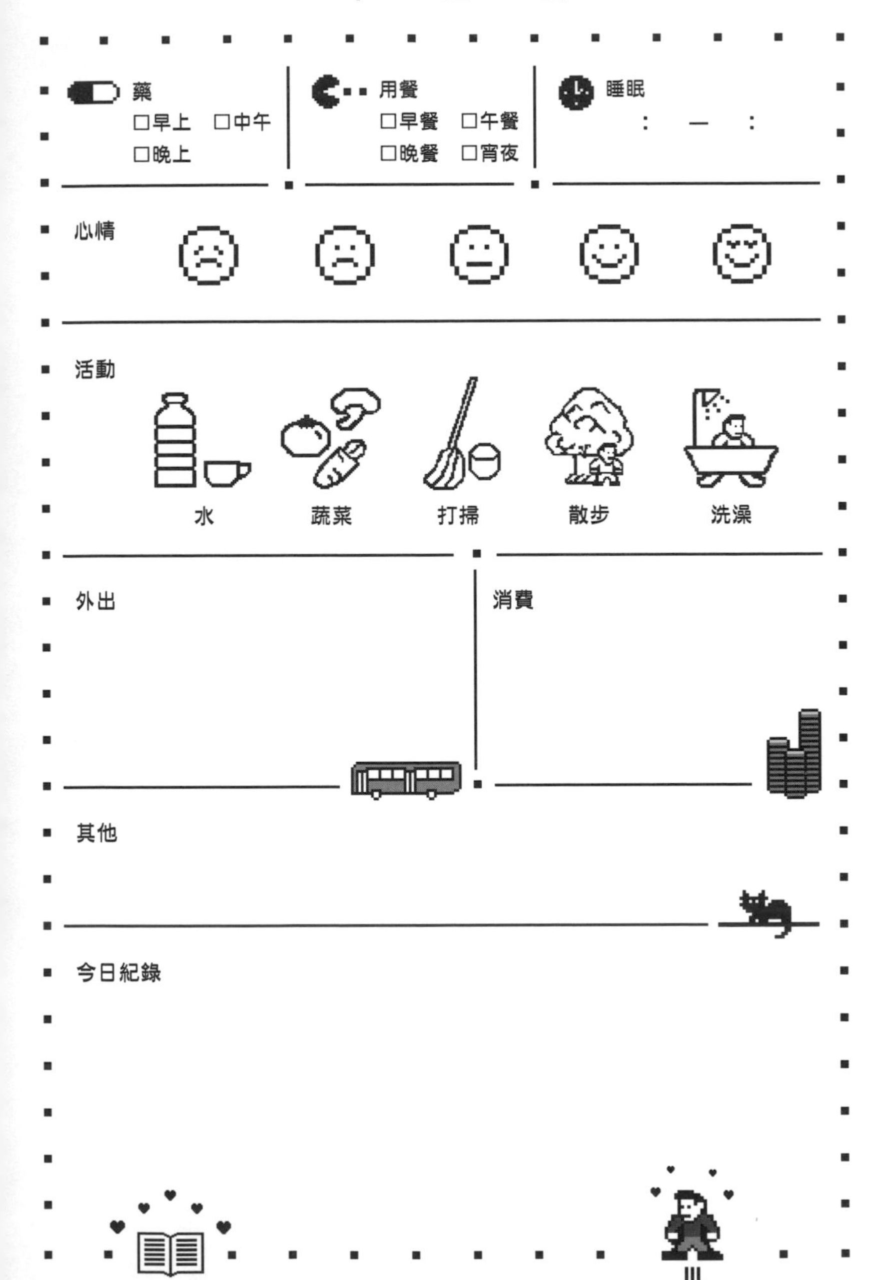

藥
☐早上　☐中午
☐晚上
用餐
☐早餐　☐午餐
☐晚餐　☐宵夜
睡眠
:　—　:
心情
活動
水
蔬菜
打掃
散步
洗澡
外出
消費
其他
今日紀錄

年　月　日

藥
☐早上　☐中午
☐晚上

用餐
☐早餐　☐午餐
☐晚餐　☐宵夜

睡眠
：　—　：

心情

活動

水　蔬菜　打掃　散步　洗澡

外出

消費

其他

今日紀錄

年　月　日

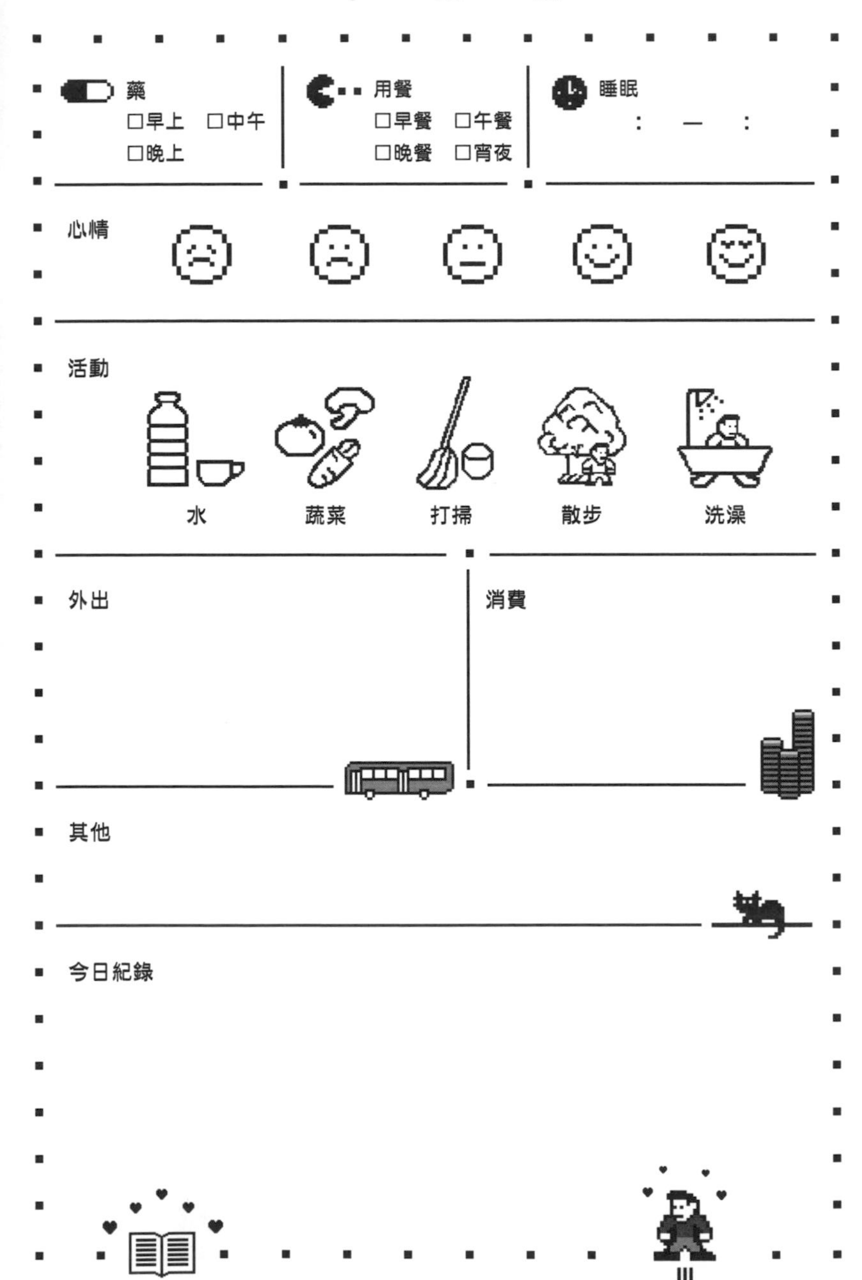

藥
☐早上　☐中午
☐晚上

用餐
☐早餐　☐午餐
☐晚餐　☐宵夜

睡眠
:　—　:

心情

活動

水　蔬菜　打掃　散步　洗澡

外出

消費

其他

今日紀錄

年　　月　　日

藥
☐早上　☐中午
☐晚上

用餐
☐早餐　☐午餐
☐晚餐　☐宵夜

睡眠
:　—　:

心情

活動

水　蔬菜　打掃　散步　洗澡

外出

消費

其他

今日紀錄

年　　月　　日

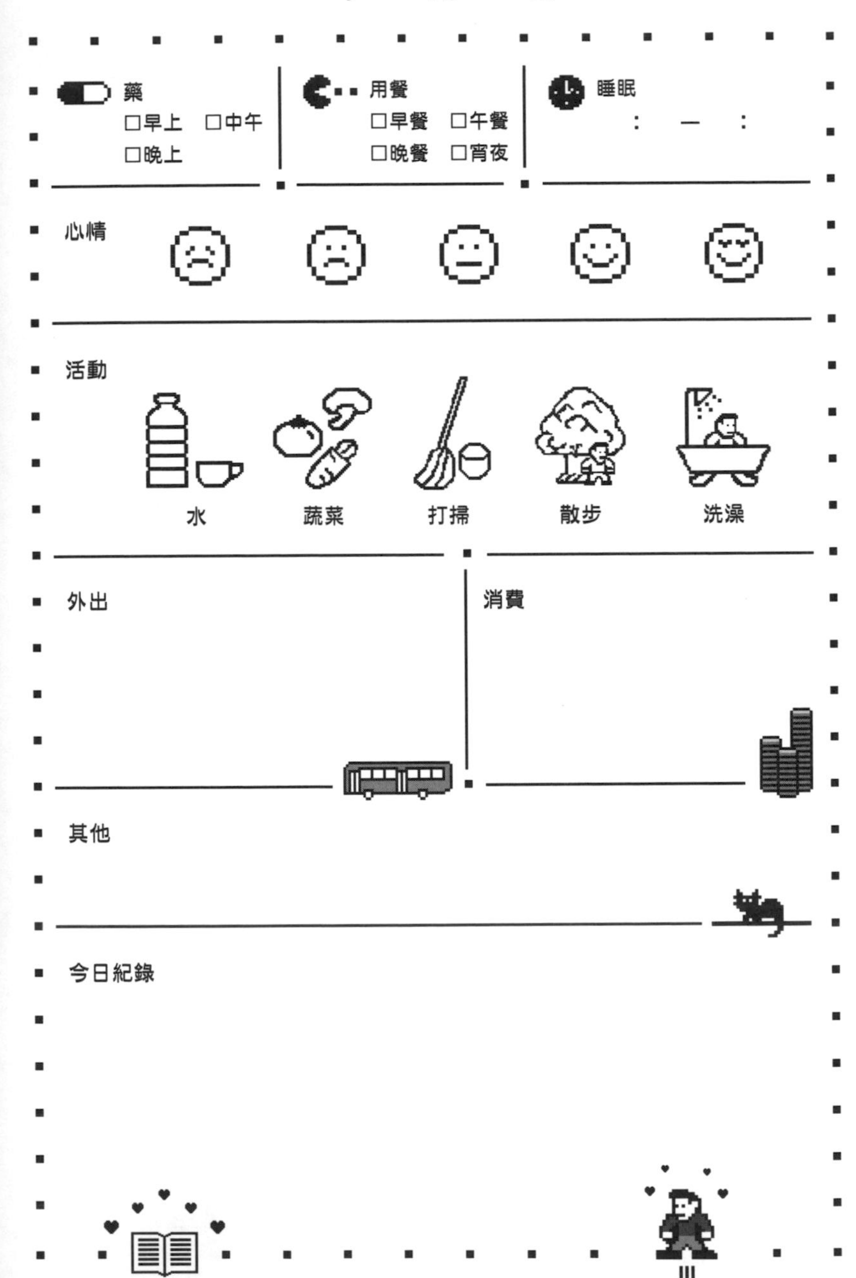

藥
☐早上　☐中午
☐晚上

用餐
☐早餐　☐午餐
☐晚餐　☐宵夜

睡眠
:　—　:

心情

活動

水　蔬菜　打掃　散步　洗澡

外出

消費

其他

今日紀錄

年　月　日

藥
☐早上　☐中午
☐晚上

用餐
☐早餐　☐午餐
☐晚餐　☐宵夜

睡眠
:　—　:

心情

活動

水　蔬菜　打掃　散步　洗澡

外出

消費

其他

今日紀錄

年　月　日

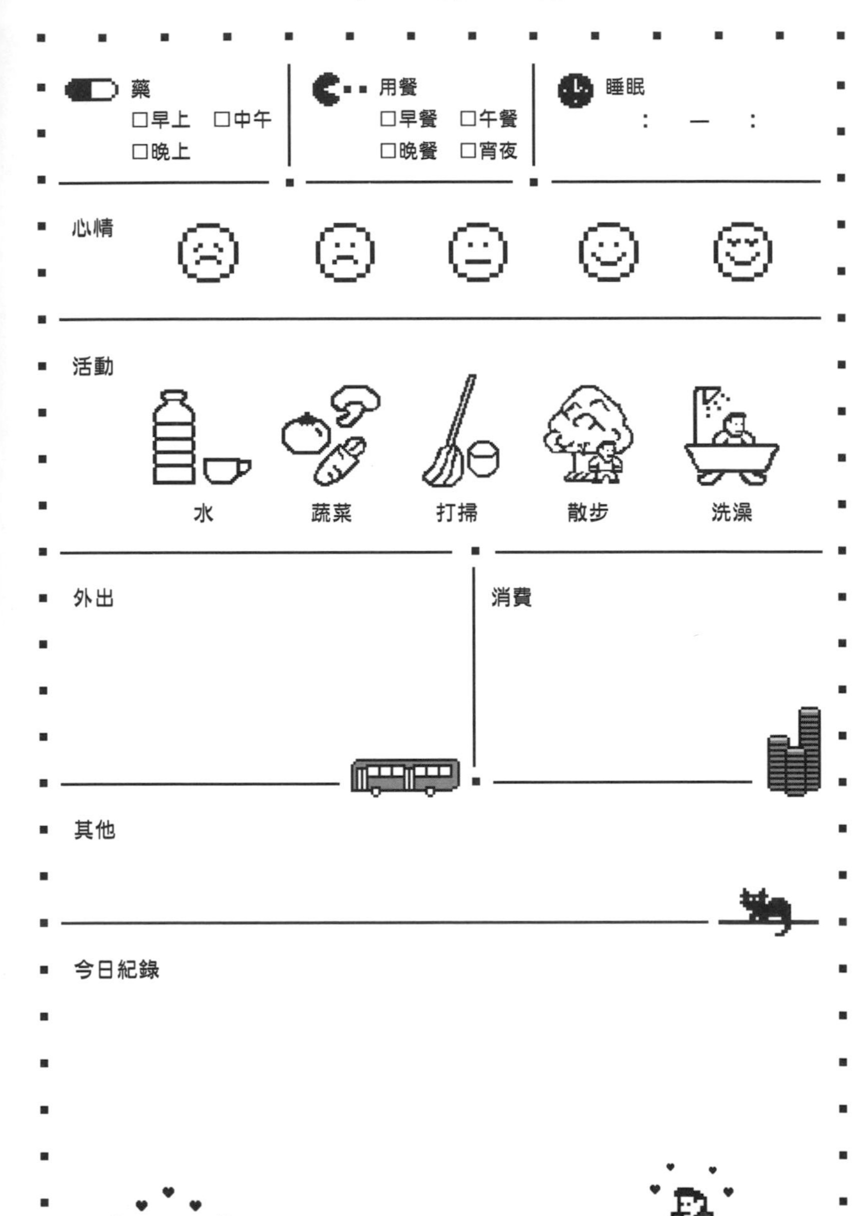

藥
□早上　□中午
□晚上

用餐
□早餐　□午餐
□晚餐　□宵夜

睡眠
:　—　:

心情

活動
水　蔬菜　打掃　散步　洗澡

外出

消費

其他

今日紀錄

年　　月　　日

藥
☐早上　☐中午
☐晚上

用餐
☐早餐　☐午餐
☐晚餐　☐宵夜

睡眠
:　—　:

心情

活動

水　蔬菜　打掃　散步　洗澡

外出

消費

其他

今日紀錄

年　　月　　日

藥
□早上　□中午
□晚上

用餐
□早餐　□午餐
□晚餐　□宵夜

睡眠
:　—　:

心情

活動

水　蔬菜　打掃　散步　洗澡

外出

消費

其他

今日紀錄

年　　月　　日

藥
□早上　□中午
□晚上

用餐
□早餐　□午餐
□晚餐　□宵夜

睡眠
:　—　:

心情

活動

水　蔬菜　打掃　散步　洗澡

外出

消費

其他

今日紀錄

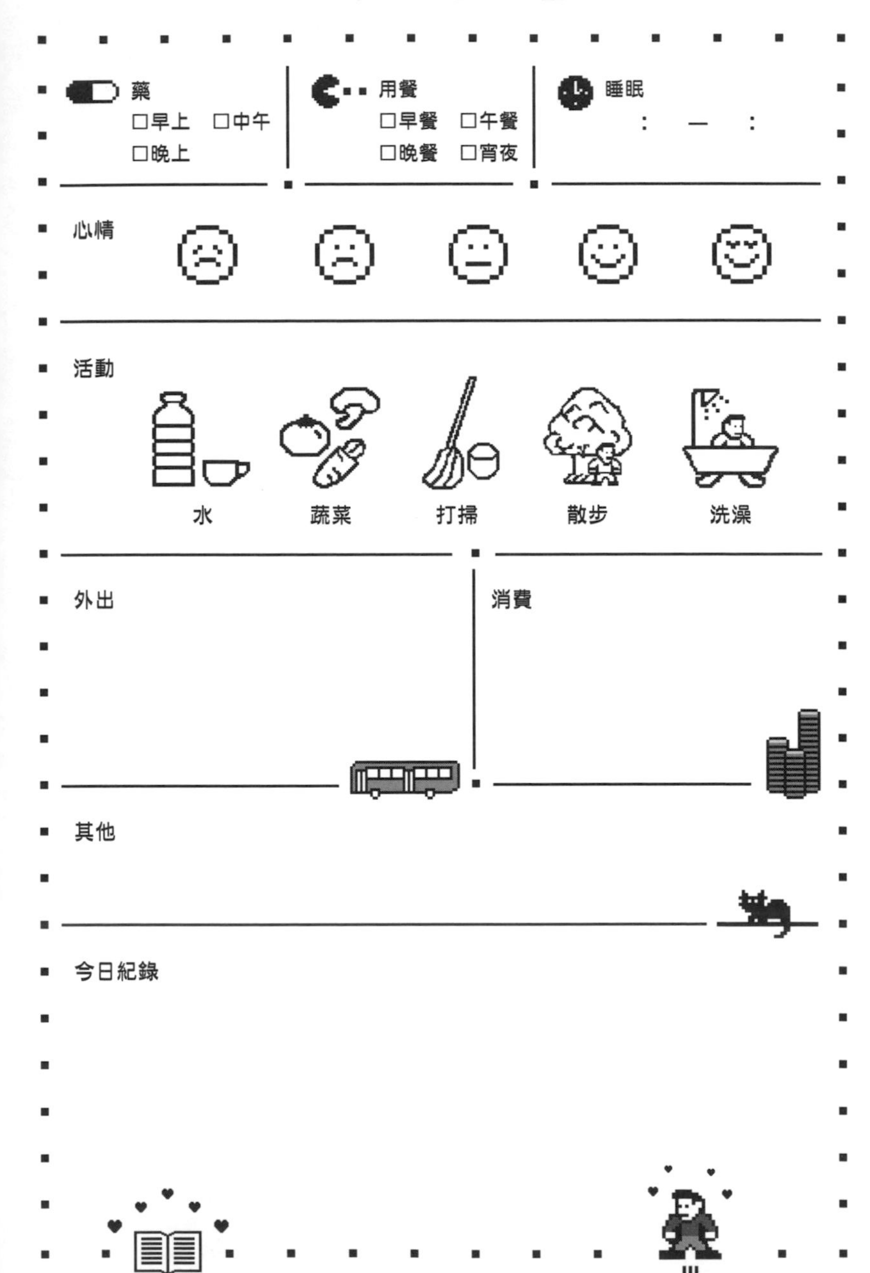

年 月 日
藥
□早上 □中午
□晚上
用餐
□早餐 □午餐
□晚餐 □宵夜
睡眠
: — :
心情
活動
水
蔬菜
打掃
散步
洗澡
外出
消費
其他
今日紀錄

年　　月　　日

藥
□早上　□中午
□晚上

用餐
□早餐　□午餐
□晚餐　□宵夜

睡眠
:　—　:

心情

活動

水　蔬菜　打掃　散步　洗澡

外出

消費

其他

今日紀錄

年　　月　　日

藥
☐早上　☐中午
☐晚上

用餐
☐早餐　☐午餐
☐晚餐　☐宵夜

睡眠
:　—　:

心情

活動

水　蔬菜　打掃　散步　洗澡

外出

消費

其他

今日紀錄

年　　月　　日

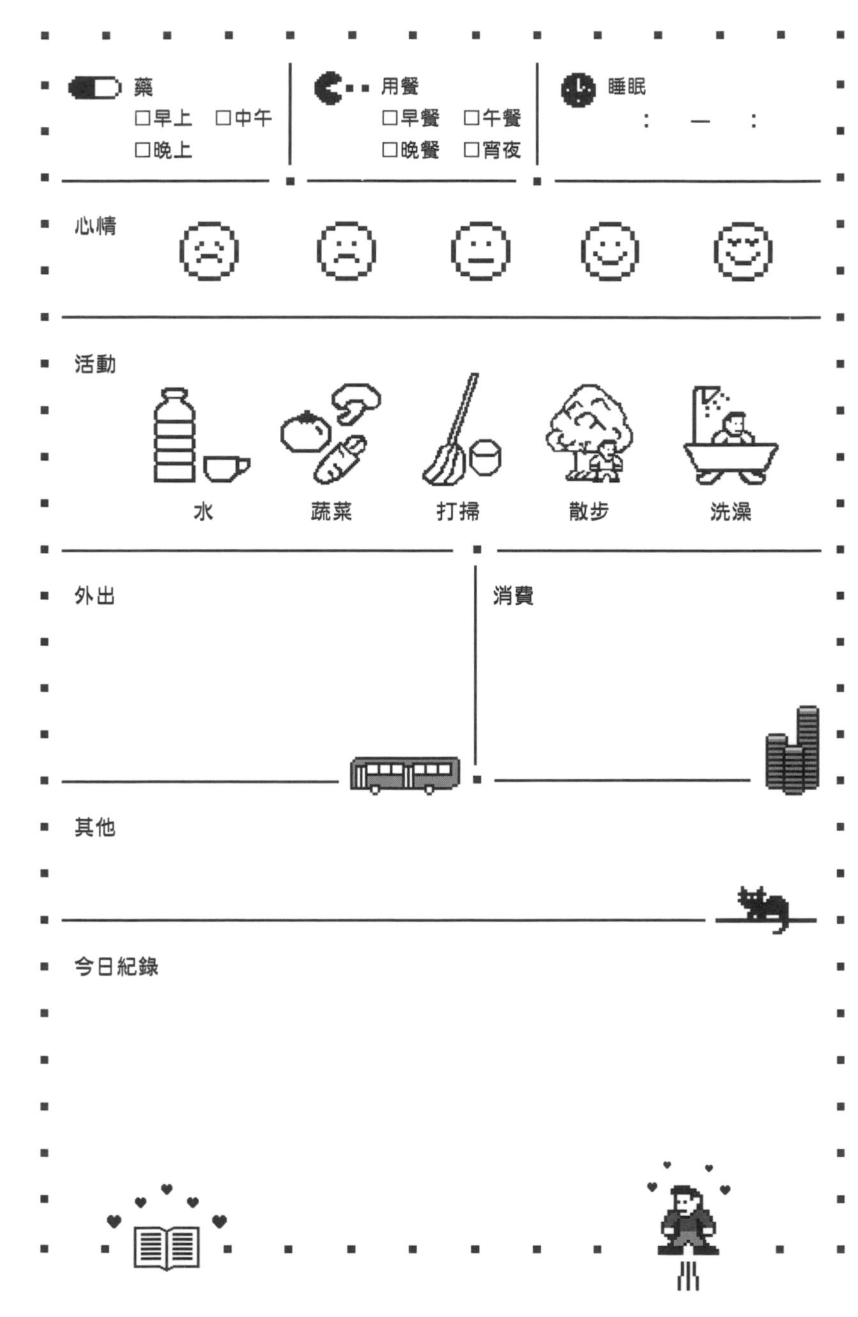
藥
□早上　□中午
□晚上
用餐
□早餐　□午餐
□晚餐　□宵夜
睡眠
：　—　：
心情
活動
水
蔬菜
打掃
散步
洗澡
外出
消費
其他
今日紀錄

年　月　日

藥
□早上　□中午
□晚上

用餐
□早餐　□午餐
□晚餐　□宵夜

睡眠
:　—　:

心情

活動

水　蔬菜　打掃　散步　洗澡

外出

消費

其他

今日紀錄

年　　月　　日

藥
☐早上　☐中午
☐晚上

用餐
☐早餐　☐午餐
☐晚餐　☐宵夜

睡眠
:　—　:

心情

活動

水　蔬菜　打掃　散步　洗澡

外出

消費

其他

今日紀錄

年　月　日

藥
☐早上　☐中午
☐晚上

用餐
☐早餐　☐午餐
☐晚餐　☐宵夜

睡眠
:　—　:

心情

活動

水　蔬菜　打掃　散步　洗澡

外出

消費

其他

今日紀錄

年　月　日

藥
☐早上　☐中午
☐晚上

用餐
☐早餐　☐午餐
☐晚餐　☐宵夜

睡眠
:　—　:

心情

活動

水　蔬菜　打掃　散步　洗澡

外出

消費

其他

今日紀錄

年 月 日

藥
☐早上 ☐中午
☐晚上

用餐
☐早餐 ☐午餐
☐晚餐 ☐宵夜

睡眠
: — :

心情

活動

水 蔬菜 打掃 散步 洗澡

外出

消費

其他

今日紀錄

年　月　日

藥
☐早上　☐中午
☐晚上

用餐
☐早餐　☐午餐
☐晚餐　☐宵夜

睡眠
:　—　:

心情

活動

水　蔬菜　打掃　散步　洗澡

外出

消費

其他

今日紀錄

年　月　日

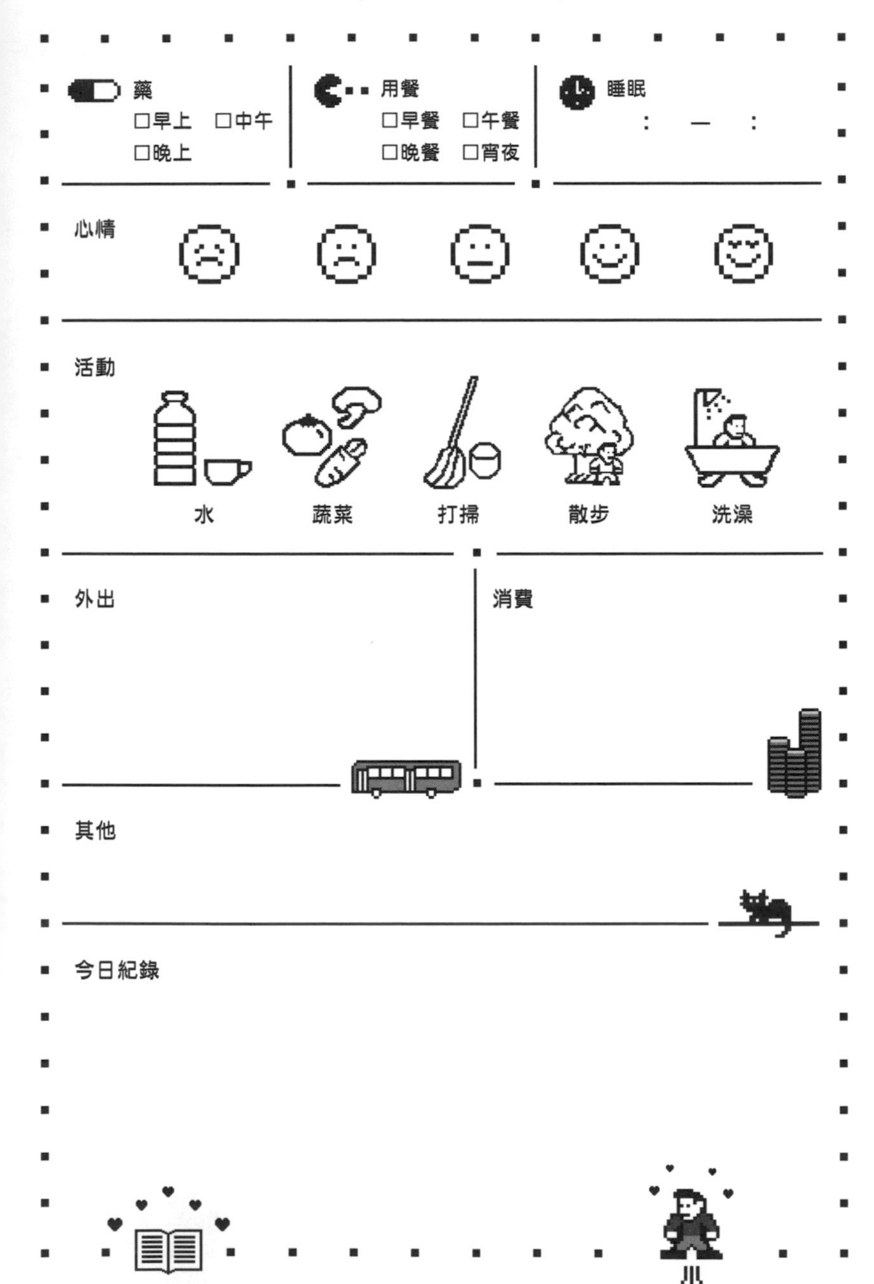

藥
□早上　□中午
□晚上
用餐
□早餐　□午餐
□晚餐　□宵夜
睡眠
:　—　:
心情
活動
水
蔬菜
打掃
散步
洗澡
外出
消費
其他
今日紀錄

年　　月　　日

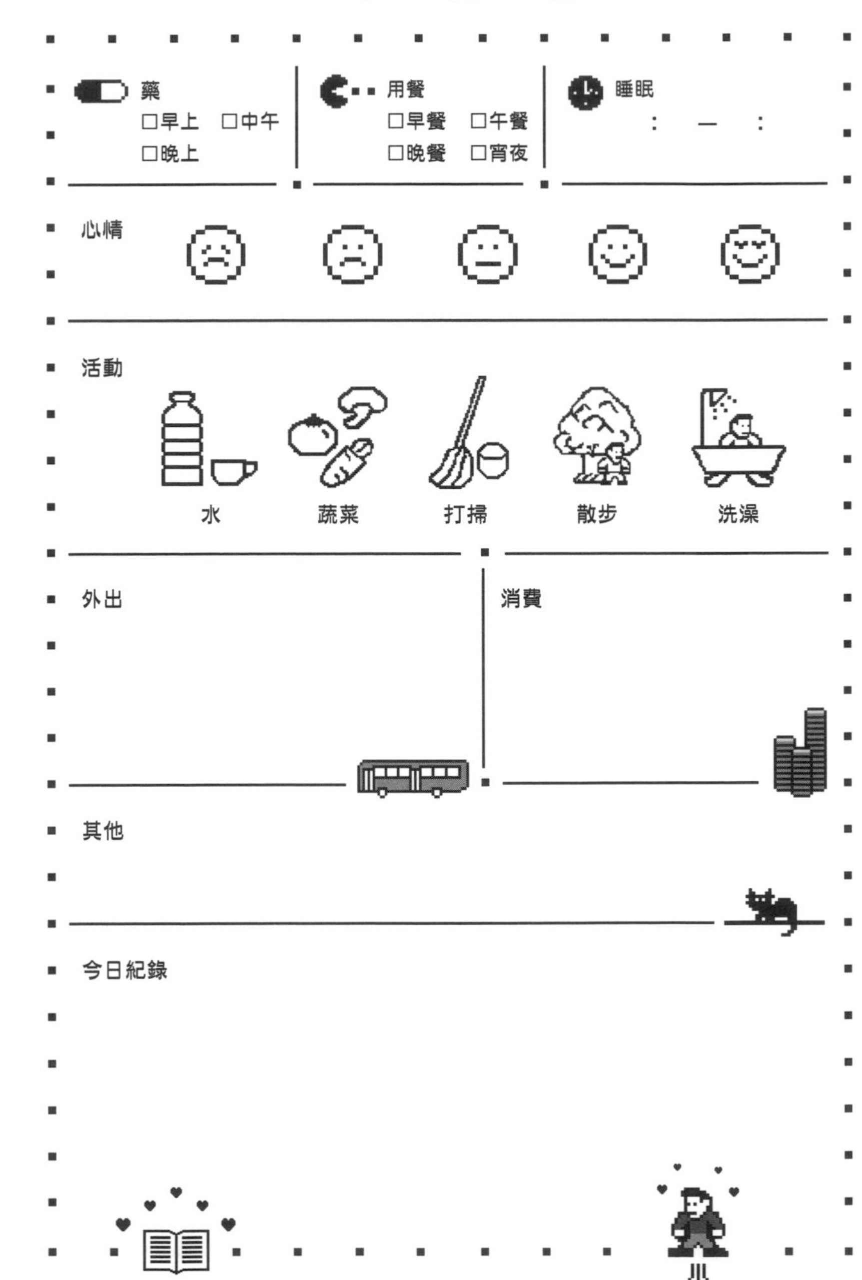

藥
□早上 □中午
□晚上
用餐
□早餐 □午餐
□晚餐 □宵夜
睡眠
:　—　:
心情
活動
水
蔬菜
打掃
散步
洗澡
外出
消費
其他
今日紀錄

年　　月　　日

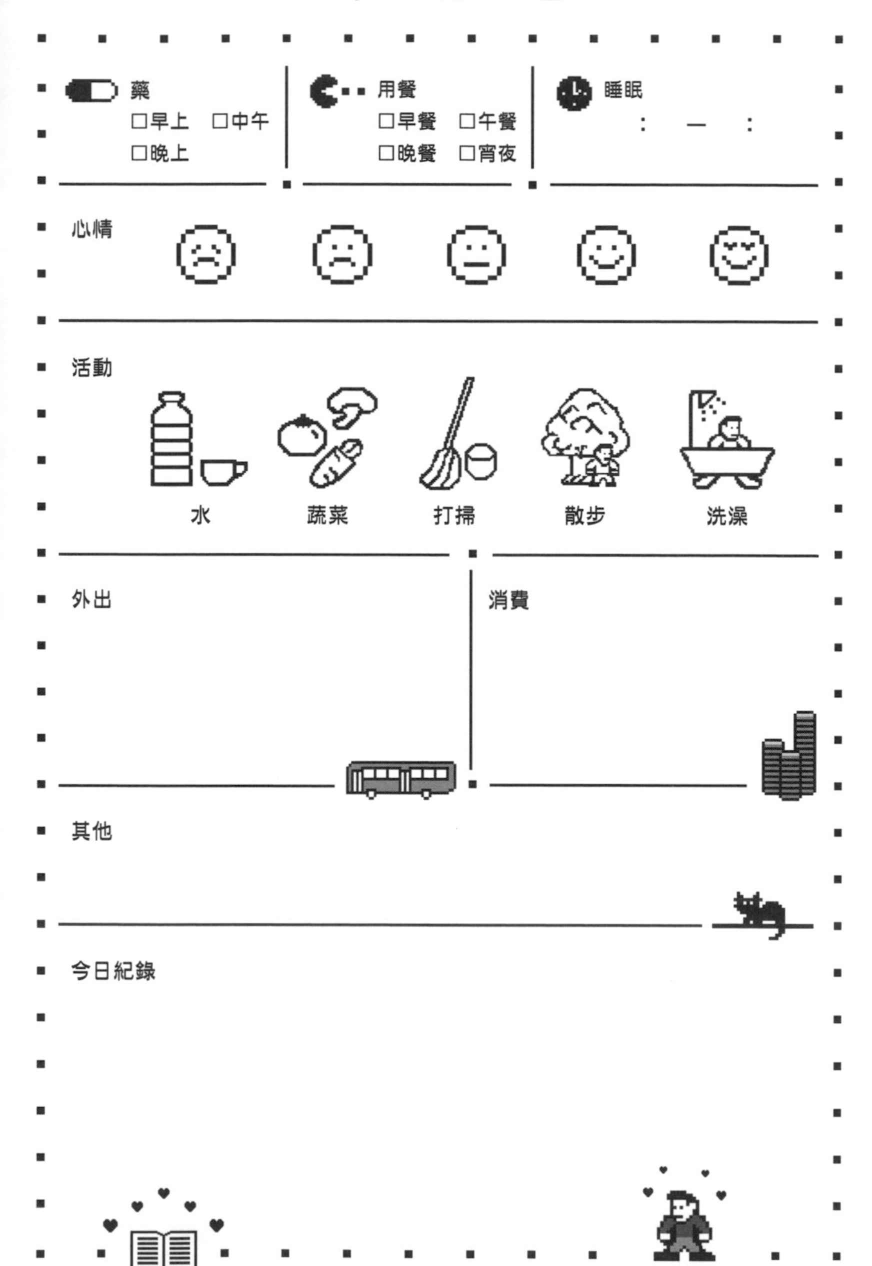

藥
□早上　□中午
□晚上
用餐
□早餐　□午餐
□晚餐　□宵夜
睡眠
:　—　:
心情
活動
水
蔬菜
打掃
散步
洗澡
外出
消費
其他
今日紀錄

年　月　日

藥
□早上　□中午
□晚上

用餐
□早餐　□午餐
□晚餐　□宵夜

睡眠
:　—　:

心情

活動

水　蔬菜　打掃　散步　洗澡

外出

消費

其他

今日紀錄

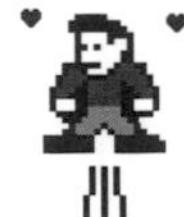

年　月　日

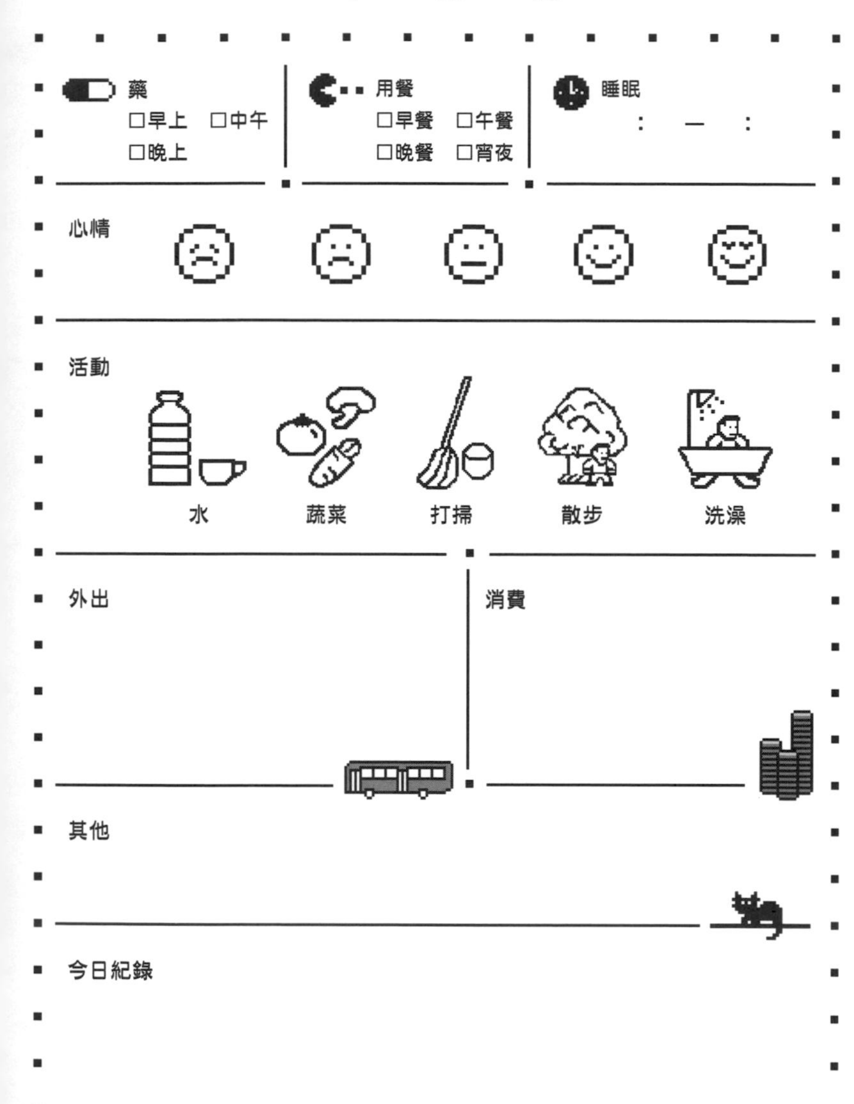

藥
☐早上　☐中午
☐晚上

用餐
☐早餐　☐午餐
☐晚餐　☐宵夜

睡眠
:　—　:

心情

活動

水　蔬菜　打掃　散步　洗澡

外出

消費

其他

今日紀錄

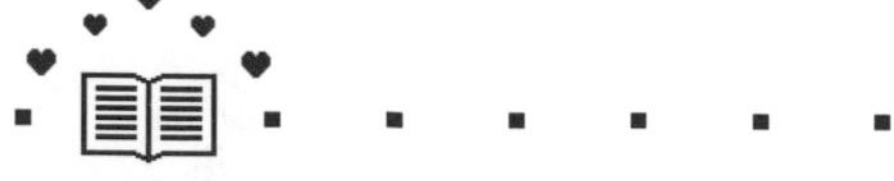

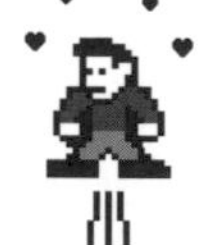

年 月 日

藥
□早上 □中午
□晚上

用餐
□早餐 □午餐
□晚餐 □宵夜

睡眠
: — :

心情

活動

水 蔬菜 打掃 散步 洗澡

外出

消費

其他

今日紀錄

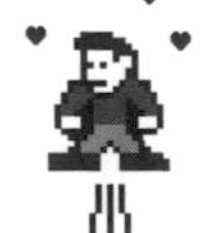

年　　月　　日

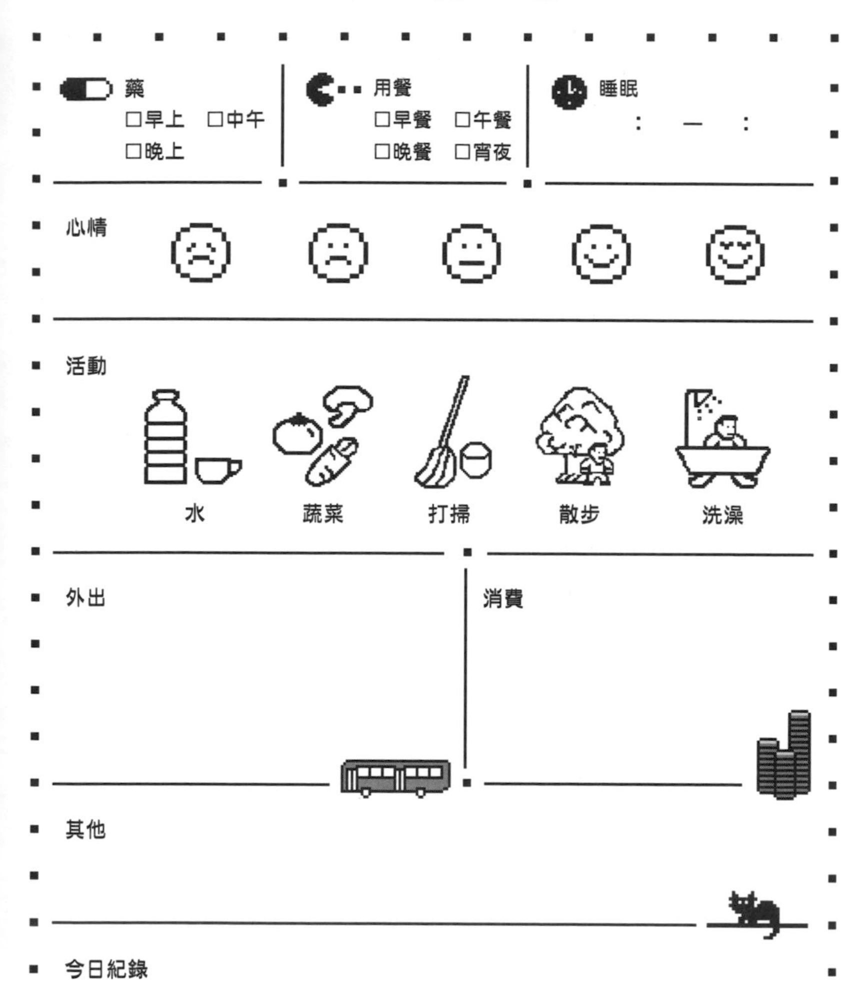
藥
□早上　□中午
□晚上
用餐
□早餐　□午餐
□晚餐　□宵夜
睡眠
:　—　:
心情
活動
水
蔬菜
打掃
散步
洗澡
外出
消費
其他
今日紀錄

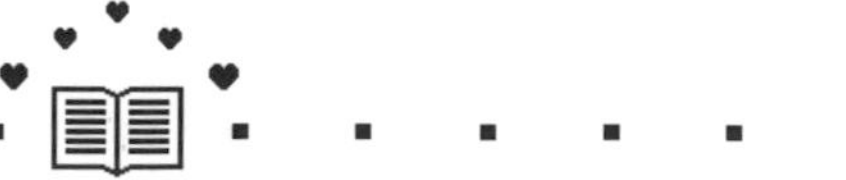

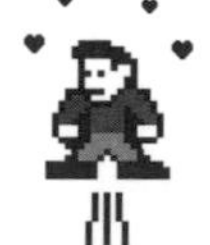

年　月　日

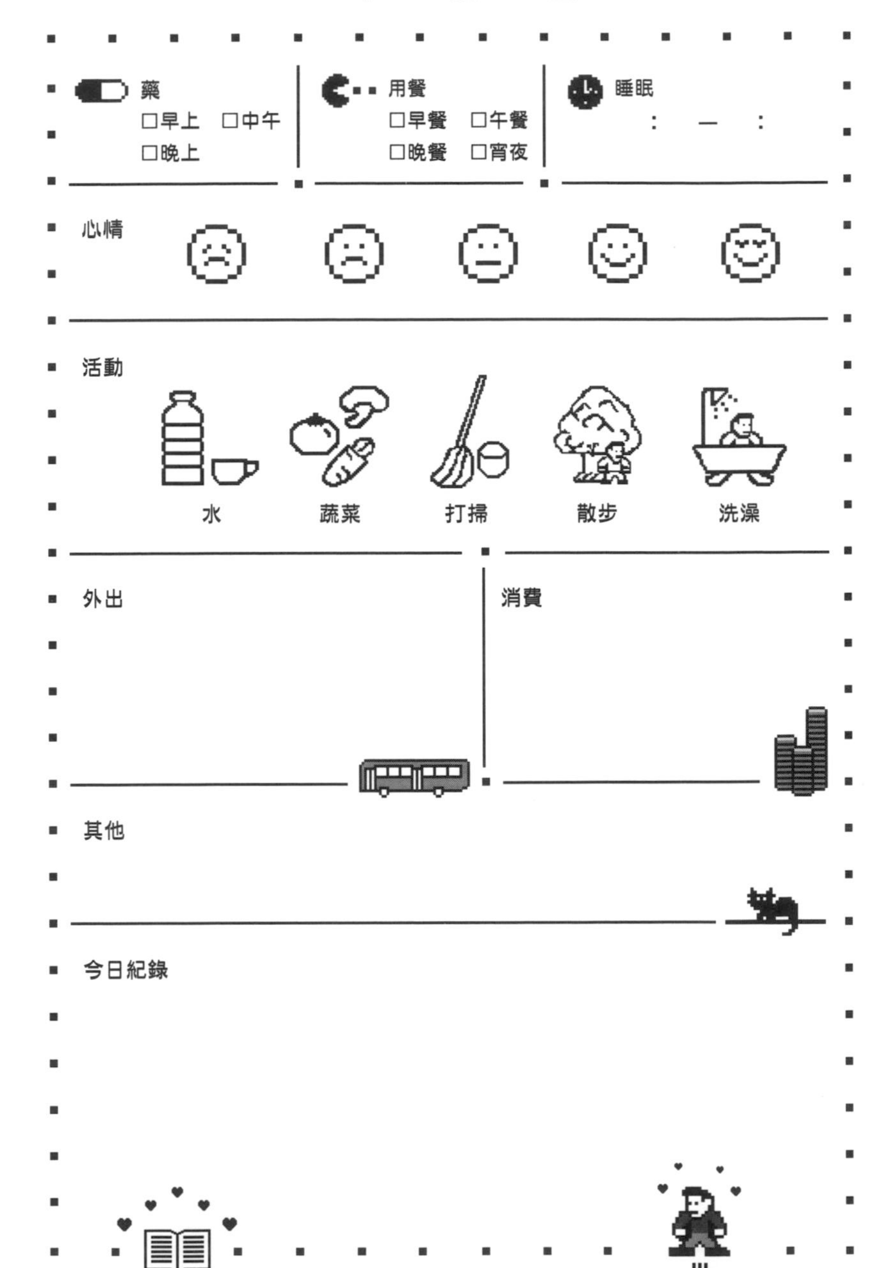
藥
□早上　□中午
□晚上
用餐
□早餐　□午餐
□晚餐　□宵夜
睡眠
:　—　:
心情
活動
水
蔬菜
打掃
散步
洗澡
外出
消費
其他
今日紀錄

年　月　日

藥
☐早上　☐中午
☐晚上

用餐
☐早餐　☐午餐
☐晚餐　☐宵夜

睡眠
:　—　:

心情

活動

水　蔬菜　打掃　散步　洗澡

外出

消費

其他

今日紀錄

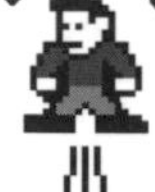

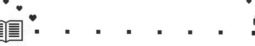

年　　月　　日

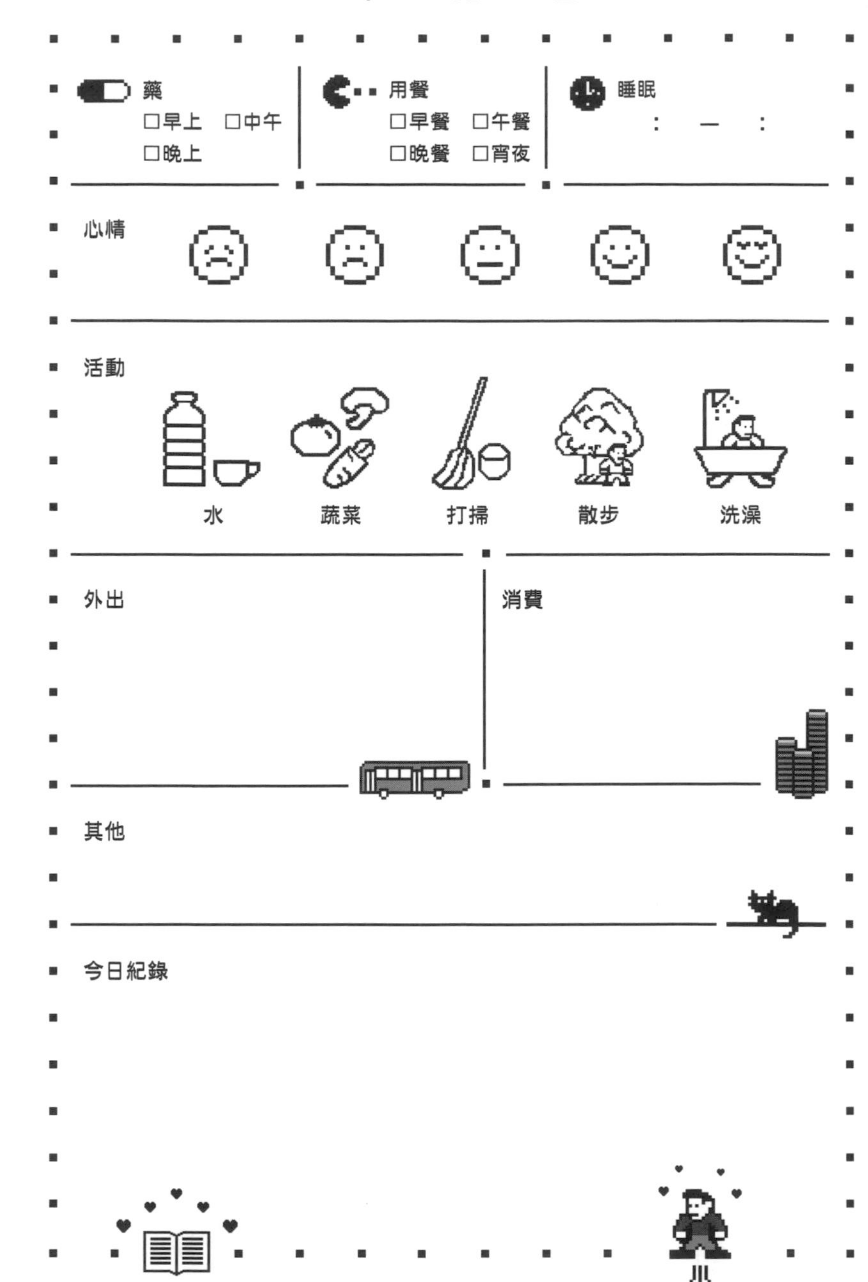

藥
□早上　□中午
□晚上
用餐
□早餐　□午餐
□晚餐　□宵夜
睡眠
:　—　:
心情
活動
水
蔬菜
打掃
散步
洗澡
外出
消費
其他
今日紀錄

年　月　日

藥
□早上　□中午
□晚上

用餐
□早餐　□午餐
□晚餐　□宵夜

睡眠
：　—　：

心情

活動

水　蔬菜　打掃　散步　洗澡

外出

消費

其他

今日紀錄

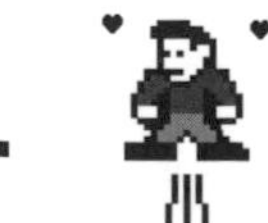

年　　月　　日

藥
☐早上　☐中午
☐晚上

用餐
☐早餐　☐午餐
☐晚餐　☐宵夜

睡眠
：　—　：

心情

活動

水　蔬菜　打掃　散步　洗澡

外出

消費

其他

今日紀錄

年　　月　　日

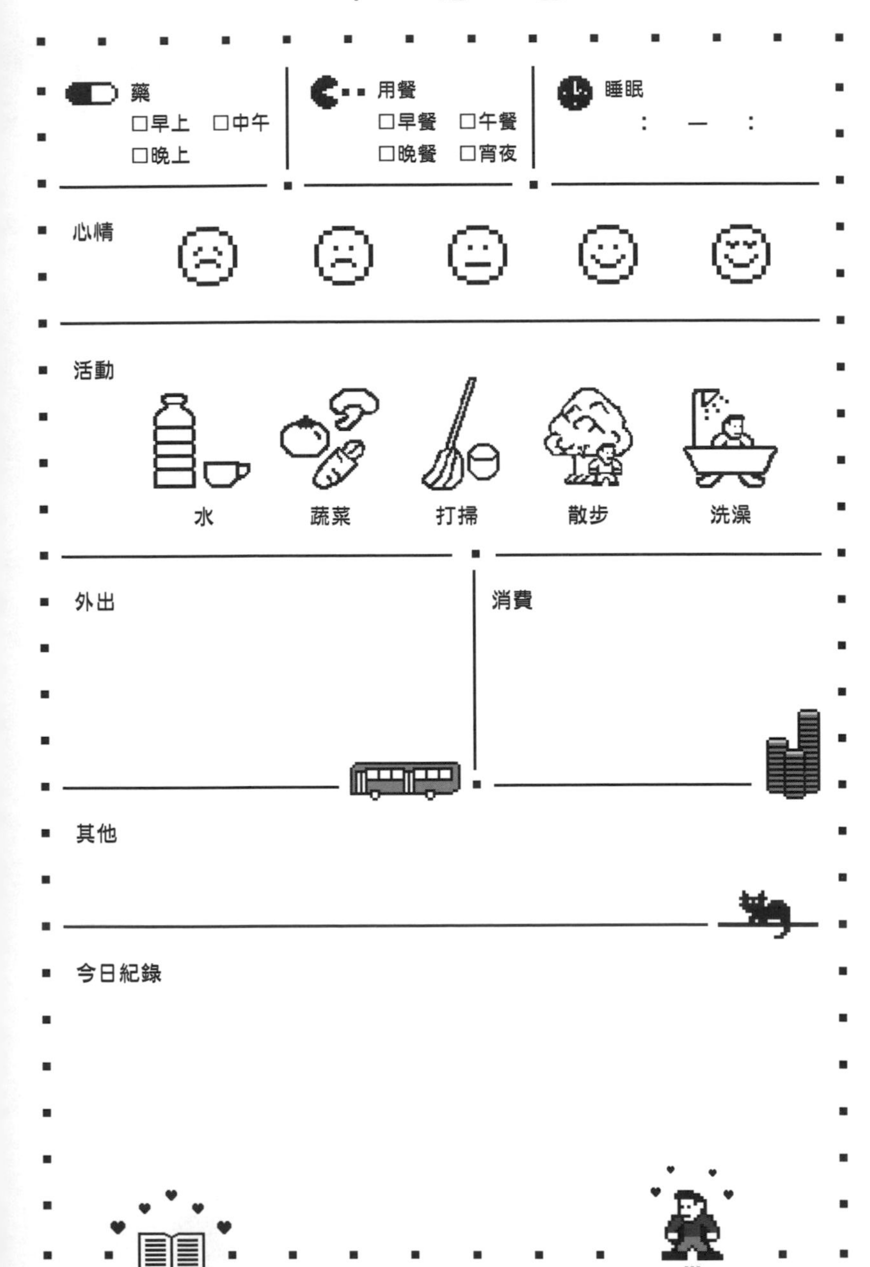

藥
□早上　□中午
□晚上
用餐
□早餐　□午餐
□晚餐　□宵夜
睡眠
:　—　:
心情
活動
水
蔬菜
打掃
散步
洗澡
外出
消費
其他
今日紀錄

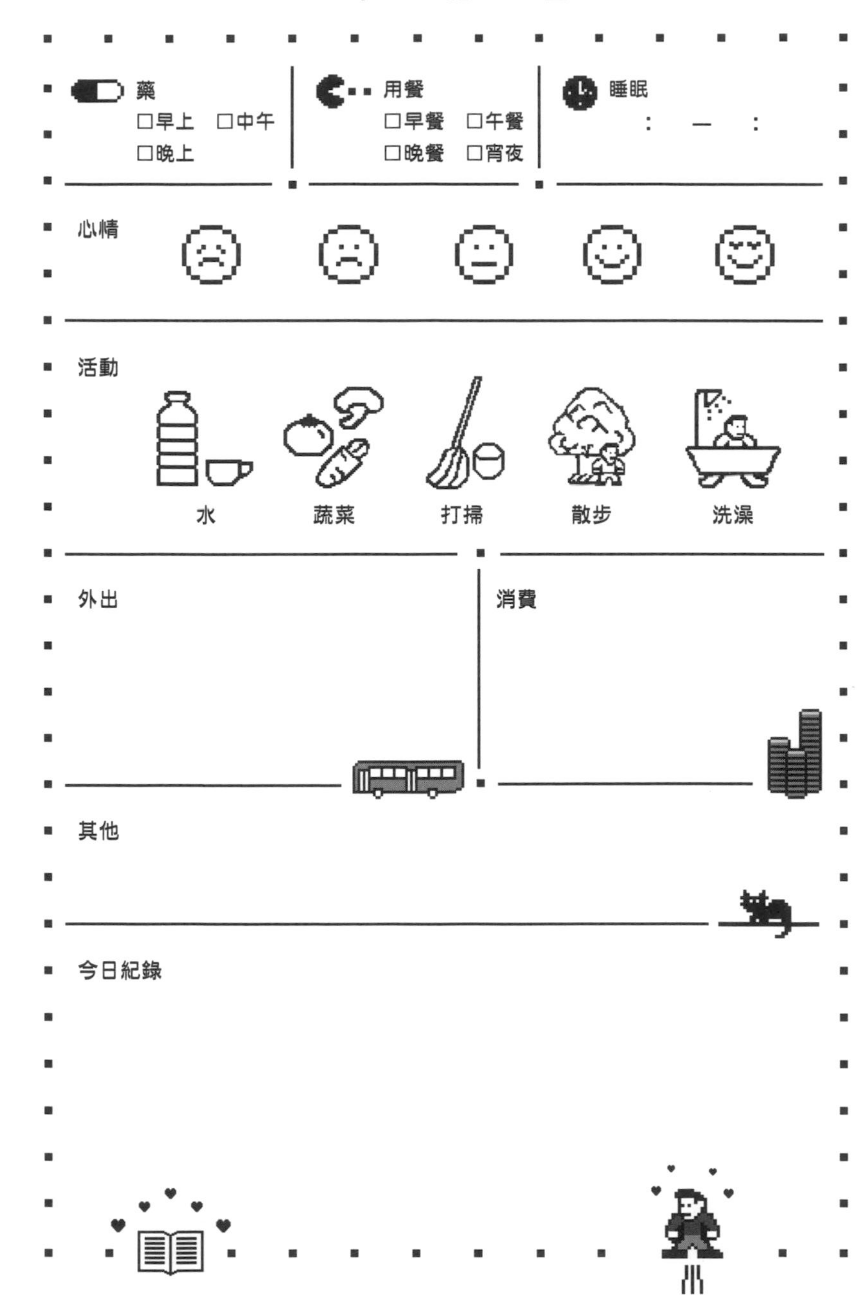
年 月 日
藥
□早上 □中午
□晚上
用餐
□早餐 □午餐
□晚餐 □宵夜
睡眠
: — :
心情
活動
水
蔬菜
打掃
散步
洗澡
外出
消費
其他
今日紀錄

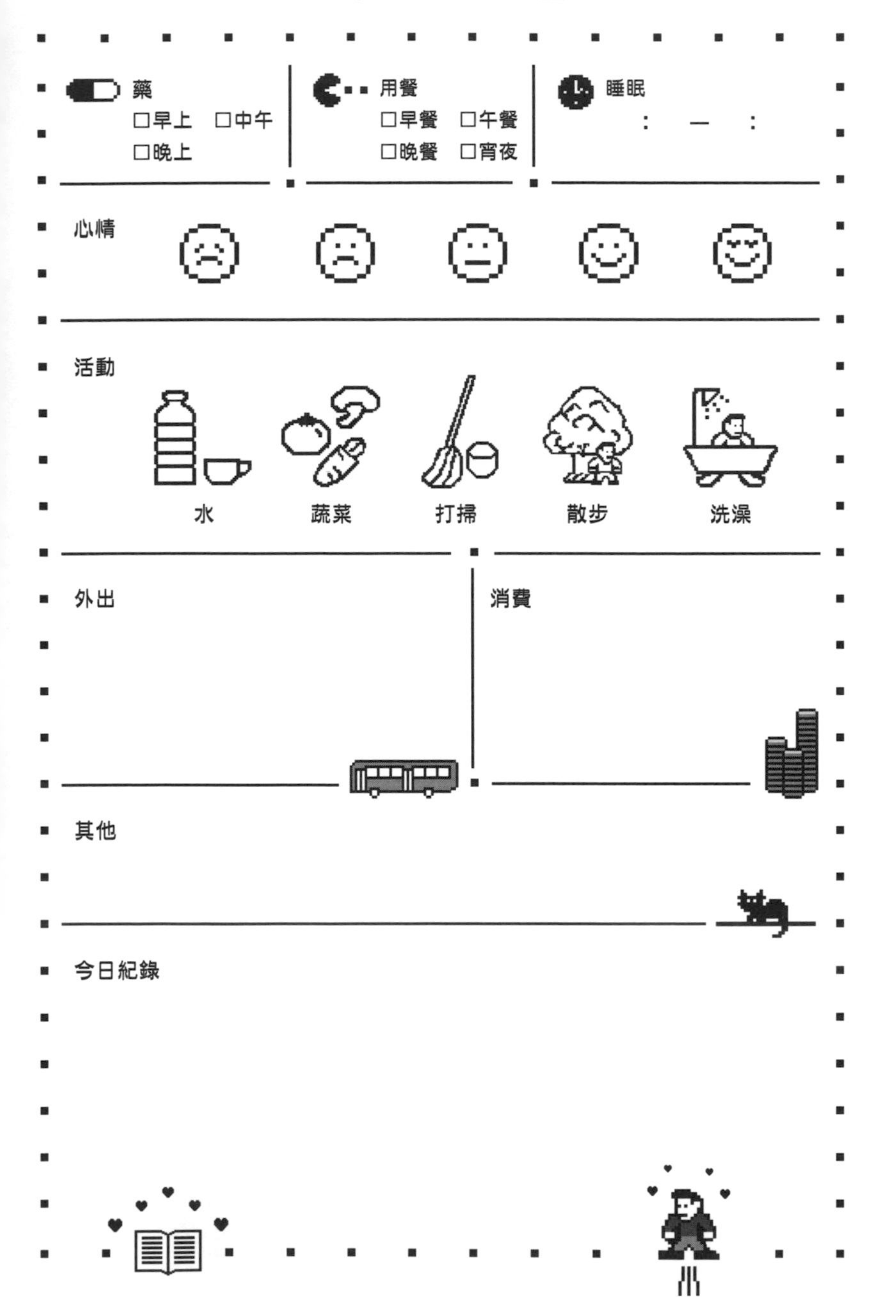
年 月 日
藥
□早上 □中午
□晚上
用餐
□早餐 □午餐
□晚餐 □宵夜
睡眠
: — :
心情
活動
水
蔬菜
打掃
散步
洗澡
外出
消費
其他
今日紀錄

年　　月　　日

藥
☐早上　☐中午
☐晚上

用餐
☐早餐　☐午餐
☐晚餐　☐宵夜

睡眠
：　—　：

心情

活動

水　蔬菜　打掃　散步　洗澡

外出

消費

其他

今日紀錄

年　月　日

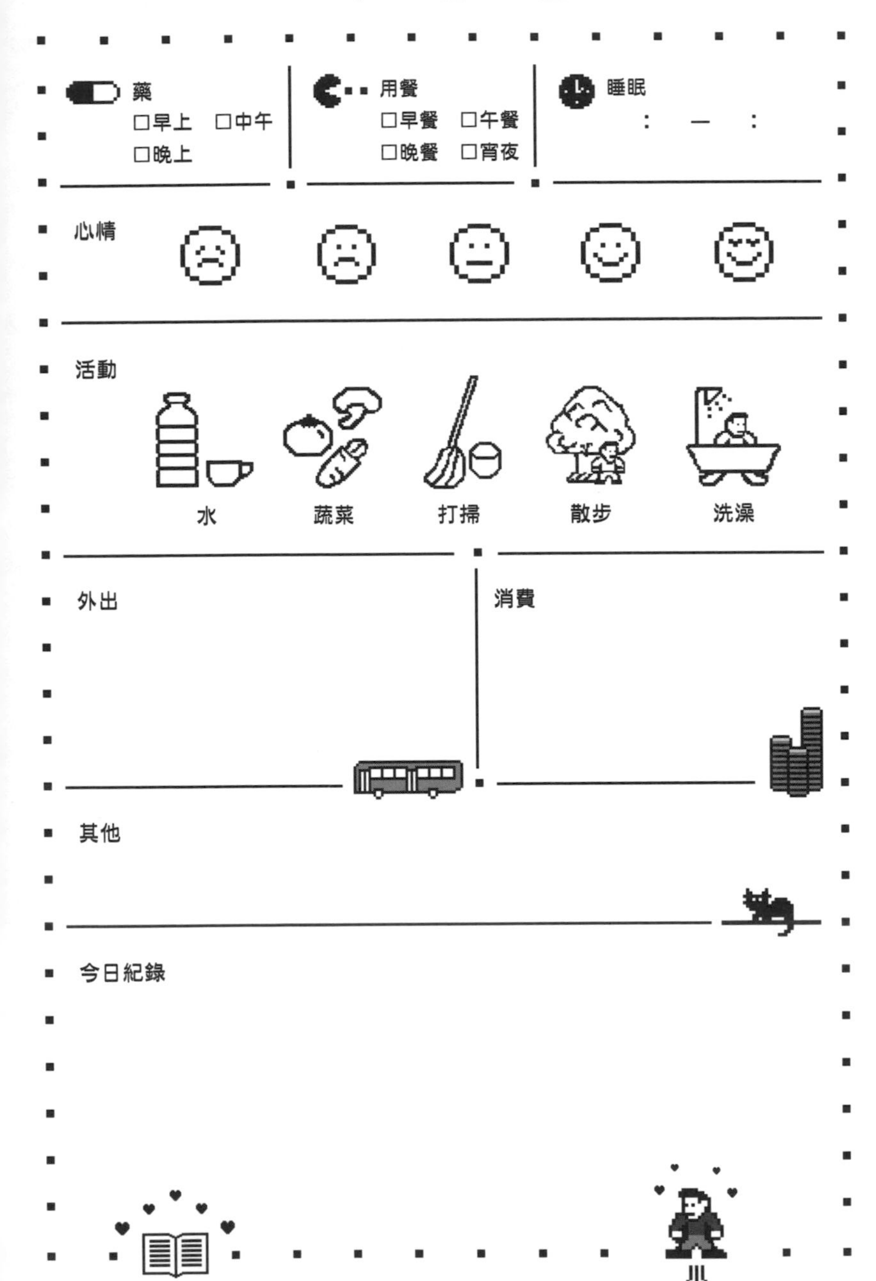

藥
□早上　□中午
□晚上

用餐
□早餐　□午餐
□晚餐　□宵夜

睡眠
:　—　:

心情

活動

水
蔬菜
打掃
散步
洗澡

外出

消費

其他

今日紀錄

年　　月　　日

藥
☐早上　☐中午
☐晚上

用餐
☐早餐　☐午餐
☐晚餐　☐宵夜

睡眠
:　—　:

心情

活動

水　蔬菜　打掃　散步　洗澡

外出

消費

其他

今日紀錄

年　　月　　日

藥
☐早上　☐中午
☐晚上

用餐
☐早餐　☐午餐
☐晚餐　☐宵夜

睡眠
:　—　:

心情

活動

水　蔬菜　打掃　散步　洗澡

外出

消費

其他

今日紀錄

年　　月　　日

藥
☐早上　☐中午
☐晚上

用餐
☐早餐　☐午餐
☐晚餐　☐宵夜

睡眠
：　—　：

心情

活動

水　蔬菜　打掃　散步　洗澡

外出

消費

其他

今日紀錄

年　　月　　日

藥
☐早上　☐中午
☐晚上

用餐
☐早餐　☐午餐
☐晚餐　☐宵夜

睡眠
:　—　:

心情

活動

水　蔬菜　打掃　散步　洗澡

外出

消費

其他

今日紀錄

年　月　日

藥
☐早上　☐中午
☐晚上

用餐
☐早餐　☐午餐
☐晚餐　☐宵夜

睡眠
:　—　:

心情

活動

水　蔬菜　打掃　散步　洗澡

外出

消費

其他

今日紀錄

年　月　日

藥
☐早上　☐中午
☐晚上

用餐
☐早餐　☐午餐
☐晚餐　☐宵夜

睡眠
:　—　:

心情

活動

水　蔬菜　打掃　散步　洗澡

外出

消費

其他

今日紀錄

年　　月　　日

藥
☐早上　☐中午
☐晚上

用餐
☐早餐　☐午餐
☐晚餐　☐宵夜

睡眠
:　—　:

心情

活動

水　蔬菜　打掃　散步　洗澡

外出

消費

其他

今日紀錄

年　月　日

藥
□早上　□中午
□晚上

用餐
□早餐　□午餐
□晚餐　□宵夜

睡眠
:　—　:

心情

活動

水　蔬菜　打掃　散步　洗澡

外出

消費

其他

今日紀錄

年　　月　　日

藥
☐早上　☐中午
☐晚上

用餐
☐早餐　☐午餐
☐晚餐　☐宵夜

睡眠
:　—　:

心情

活動

水　蔬菜　打掃　散步　洗澡

外出

消費

其他

今日紀錄

年　月　日

藥
☐早上　☐中午
☐晚上

用餐
☐早餐　☐午餐
☐晚餐　☐宵夜

睡眠
:　—　:

心情

活動

水　蔬菜　打掃　散步　洗澡

外出

消費

其他

今日紀錄

年　月　日

藥
☐早上　☐中午
☐晚上

用餐
☐早餐　☐午餐
☐晚餐　☐宵夜

睡眠
:　—　:

心情

活動

水　蔬菜　打掃　散步　洗澡

外出

消費

其他

今日紀錄

年　　月　　日

藥
☐早上　☐中午
☐晚上

用餐
☐早餐　☐午餐
☐晚餐　☐宵夜

睡眠
:　—　:

心情

活動

水　蔬菜　打掃　散步　洗澡

外出

消費

其他

今日紀錄

年　月　日

藥
☐早上　☐中午
☐晚上

用餐
☐早餐　☐午餐
☐晚餐　☐宵夜

睡眠
:　—　:

心情

活動

水　蔬菜　打掃　散步　洗澡

外出

消費

其他

今日紀錄

年　　月　　日

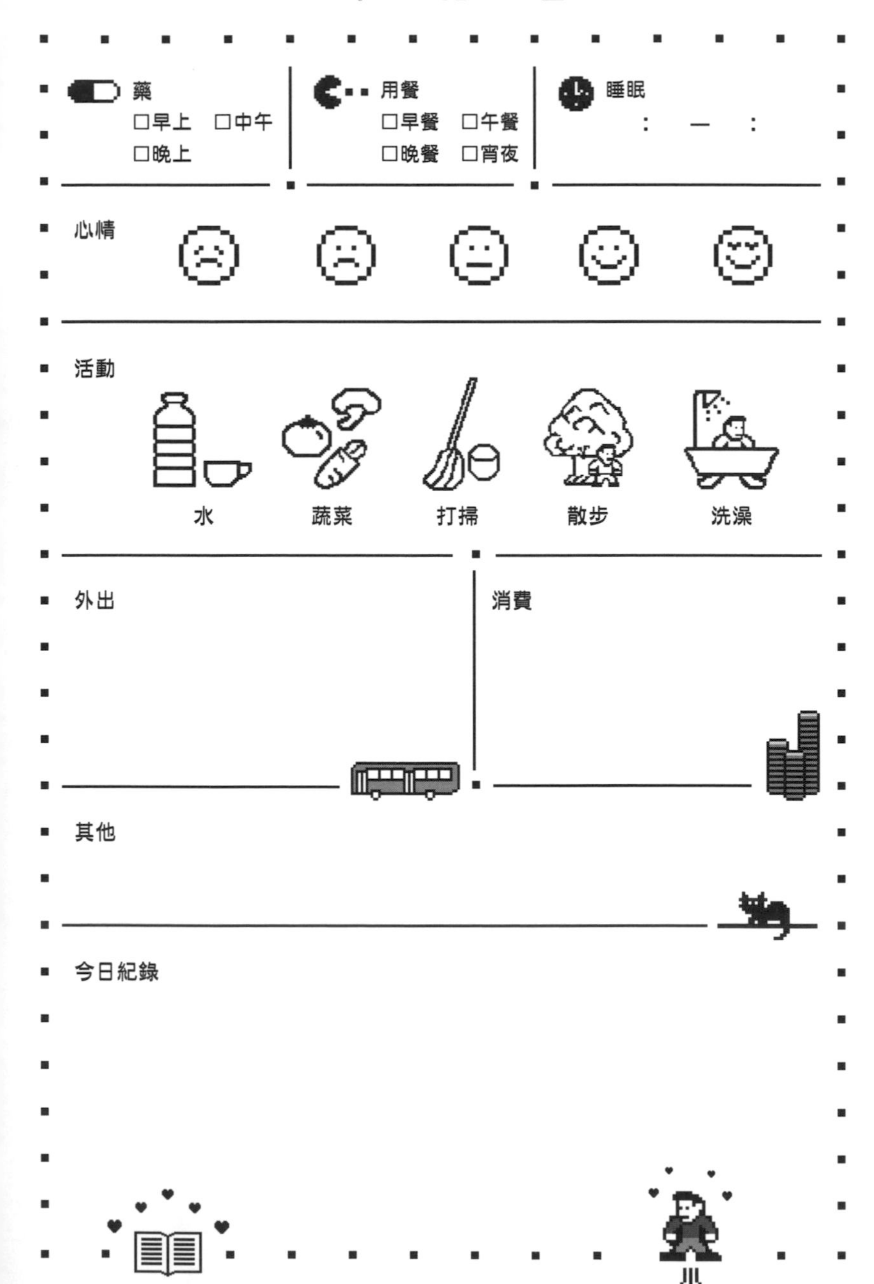

藥
☐早上　☐中午
☐晚上

用餐
☐早餐　☐午餐
☐晚餐　☐宵夜

睡眠
:　—　:

心情

活動
水　蔬菜　打掃　散步　洗澡

外出

消費

其他

今日紀錄

年　月　日

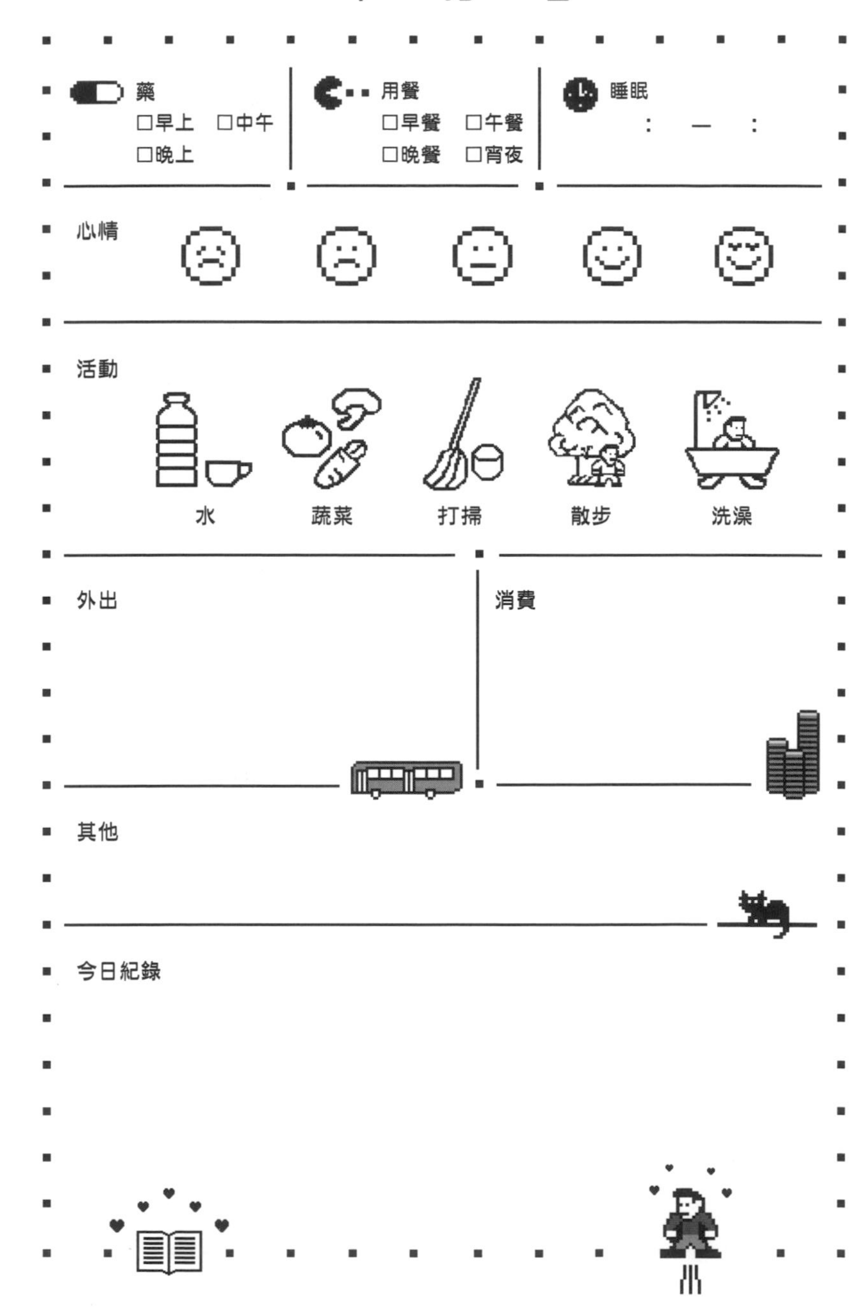

藥
□早上 □中午
□晚上
用餐
□早餐 □午餐
□晚餐 □宵夜
睡眠
: — :
心情
活動
水
蔬菜
打掃
散步
洗澡
外出
消費
其他
今日紀錄

年　月　日

藥
☐早上　☐中午
☐晚上

用餐
☐早餐　☐午餐
☐晚餐　☐宵夜

睡眠
:　—　:

心情

活動

水　蔬菜　打掃　散步　洗澡

外出

消費

其他

今日紀錄

年　月　日

藥
□早上　□中午
□晚上

用餐
□早餐　□午餐
□晚餐　□宵夜

睡眠
：　—　：

心情

活動

水　蔬菜　打掃　散步　洗澡

外出

消費

其他

今日紀錄

年　　月　　日

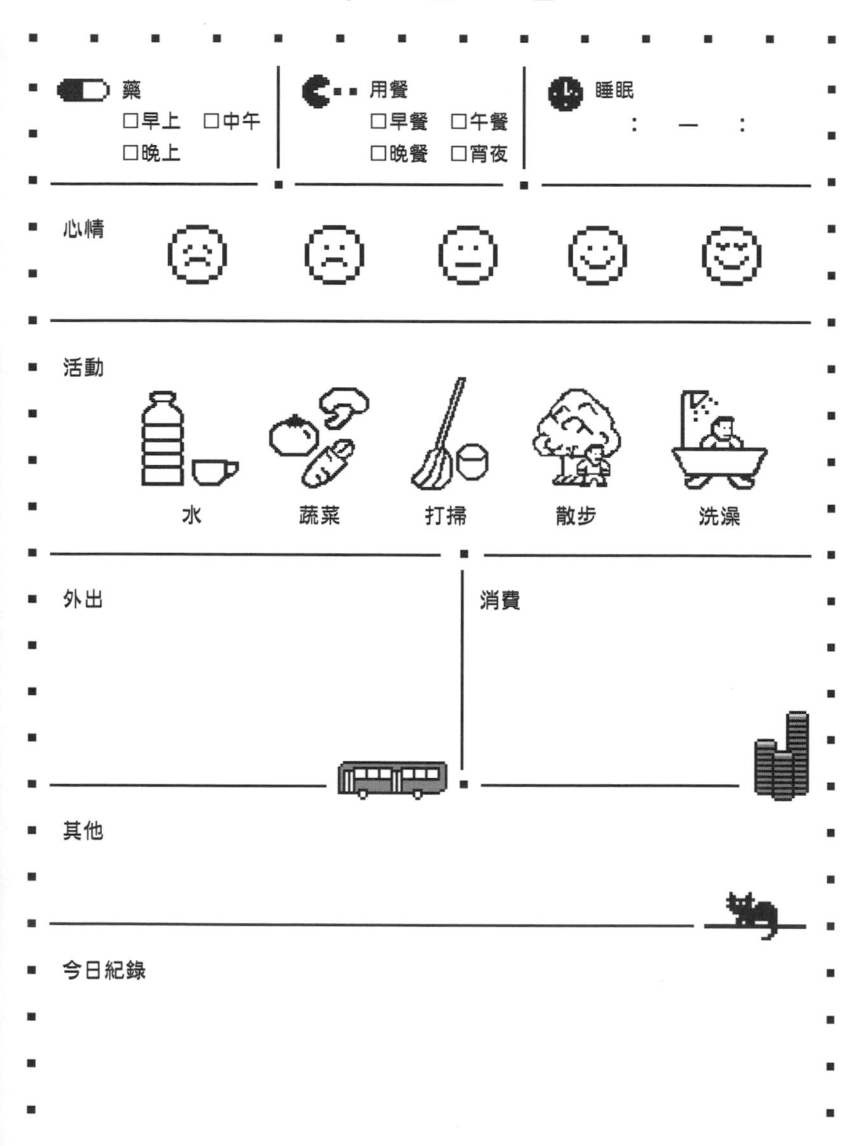

藥
□早上　□中午
□晚上

用餐
□早餐　□午餐
□晚餐　□宵夜

睡眠
:　—　:

心情

活動

水　蔬菜　打掃　散步　洗澡

外出

消費

其他

今日紀錄

年　月　日

藥
□早上　□中午
□晚上

用餐
□早餐　□午餐
□晚餐　□宵夜

睡眠
:　—　:

心情

活動

水　蔬菜　打掃　散步　洗澡

外出

消費

其他

今日紀錄

年　月　日

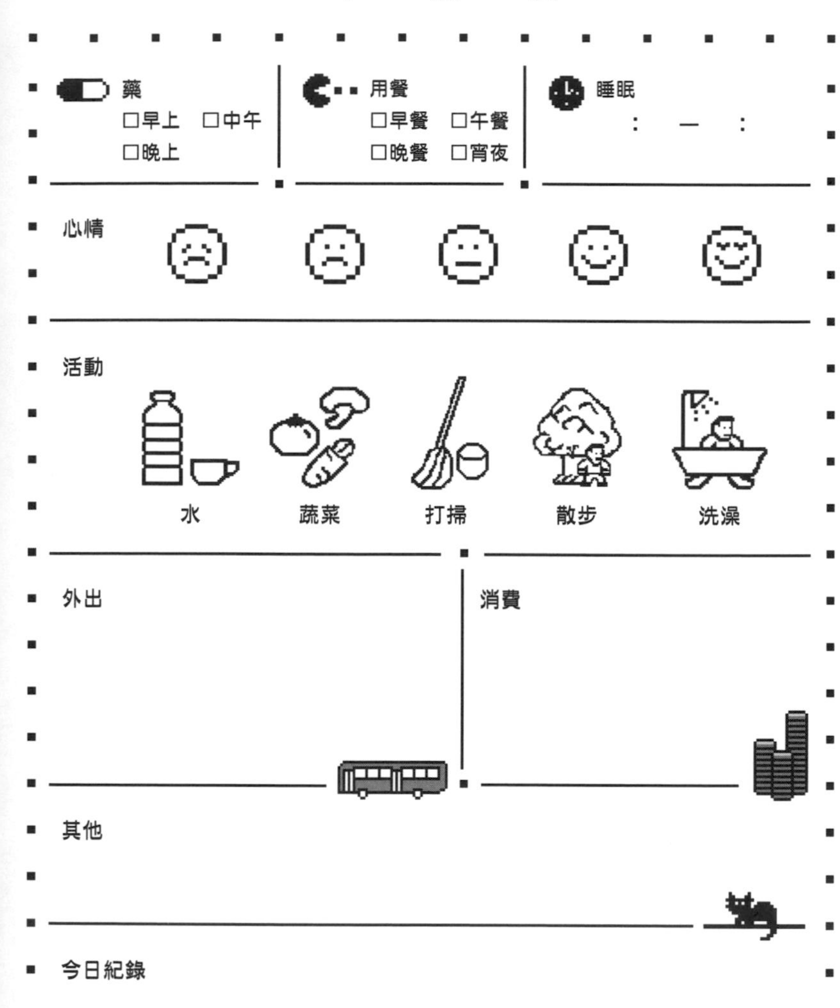

藥
□早上　□中午
□晚上

用餐
□早餐　□午餐
□晚餐　□宵夜

睡眠
:　—　:

心情

活動
水　蔬菜　打掃　散步　洗澡

外出

消費

其他

今日紀錄

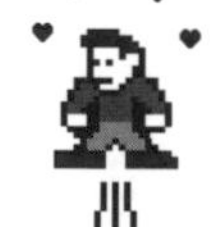

年　月　日

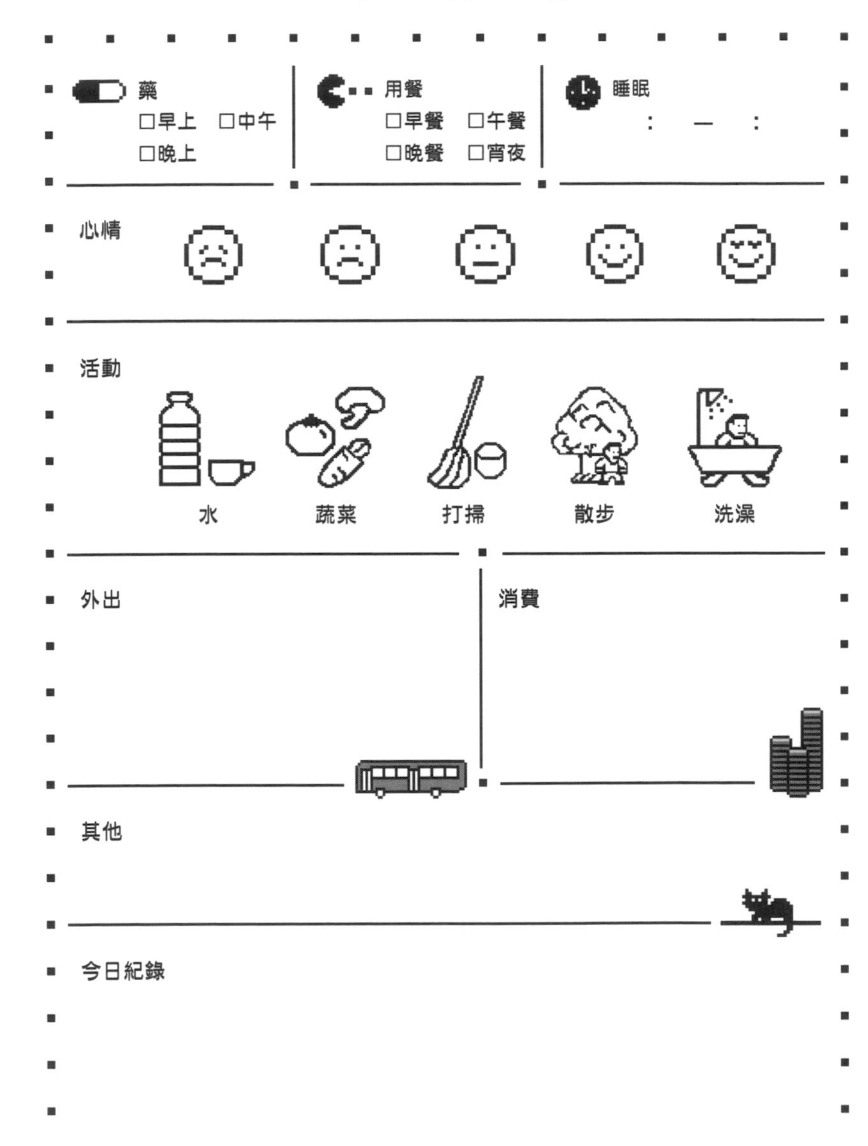

藥
□早上　□中午
□晚上
用餐
□早餐　□午餐
□晚餐　□宵夜
睡眠
:　—　:
心情
活動
水
蔬菜
打掃
散步
洗澡
外出
消費
其他
今日紀錄

年　　月　　日

藥
☐早上　☐中午
☐晚上

用餐
☐早餐　☐午餐
☐晚餐　☐宵夜

睡眠
：　—　：

心情

活動

水　蔬菜　打掃　散步　洗澡

外出

消費

其他

今日紀錄

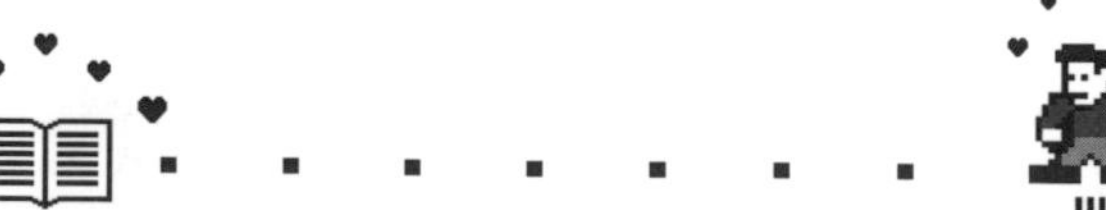
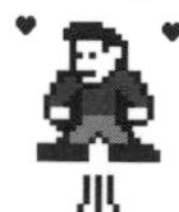

年　月　日

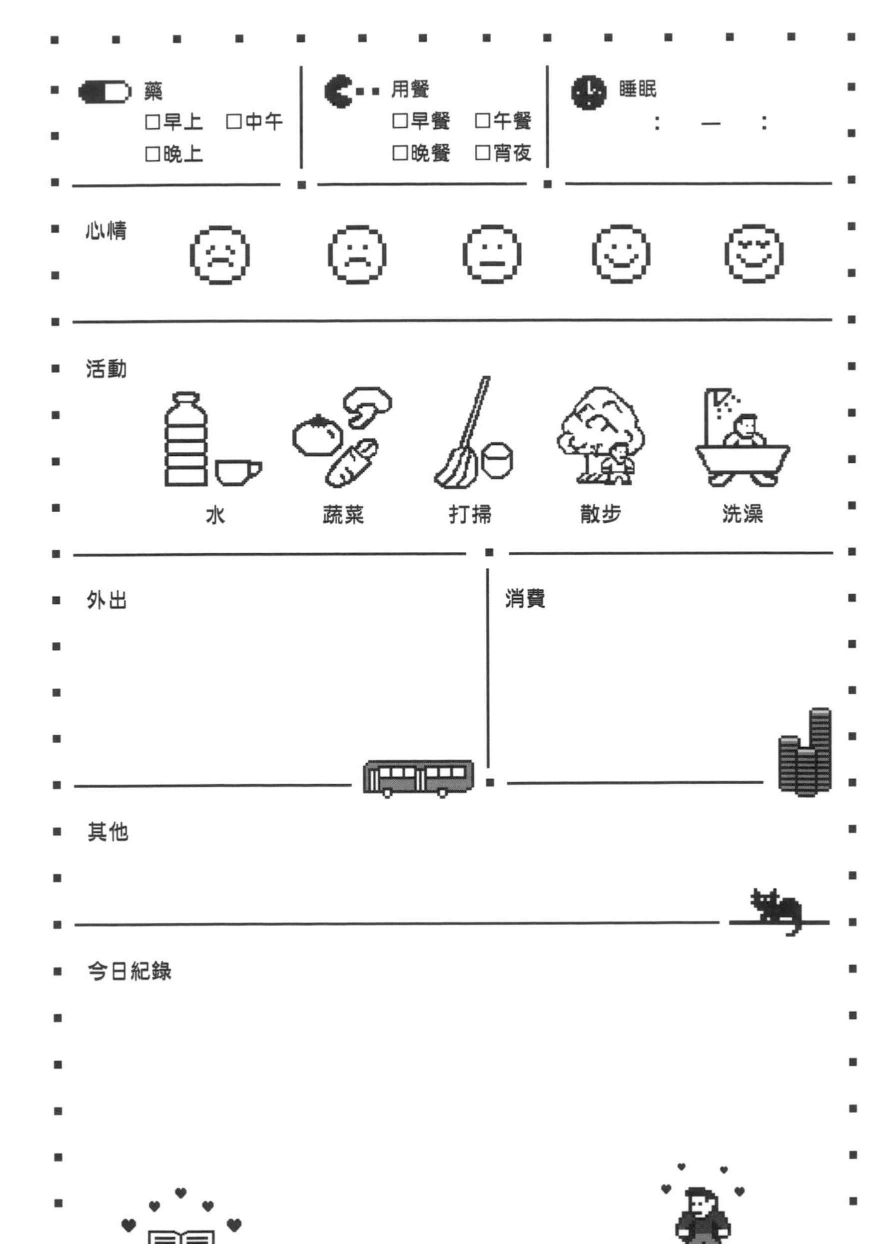

藥
□早上　□中午
□晚上
用餐
□早餐　□午餐
□晚餐　□宵夜
睡眠
:　—　:
心情
活動
水
蔬菜
打掃
散步
洗澡
外出
消費
其他
今日紀錄

年　　月　　日

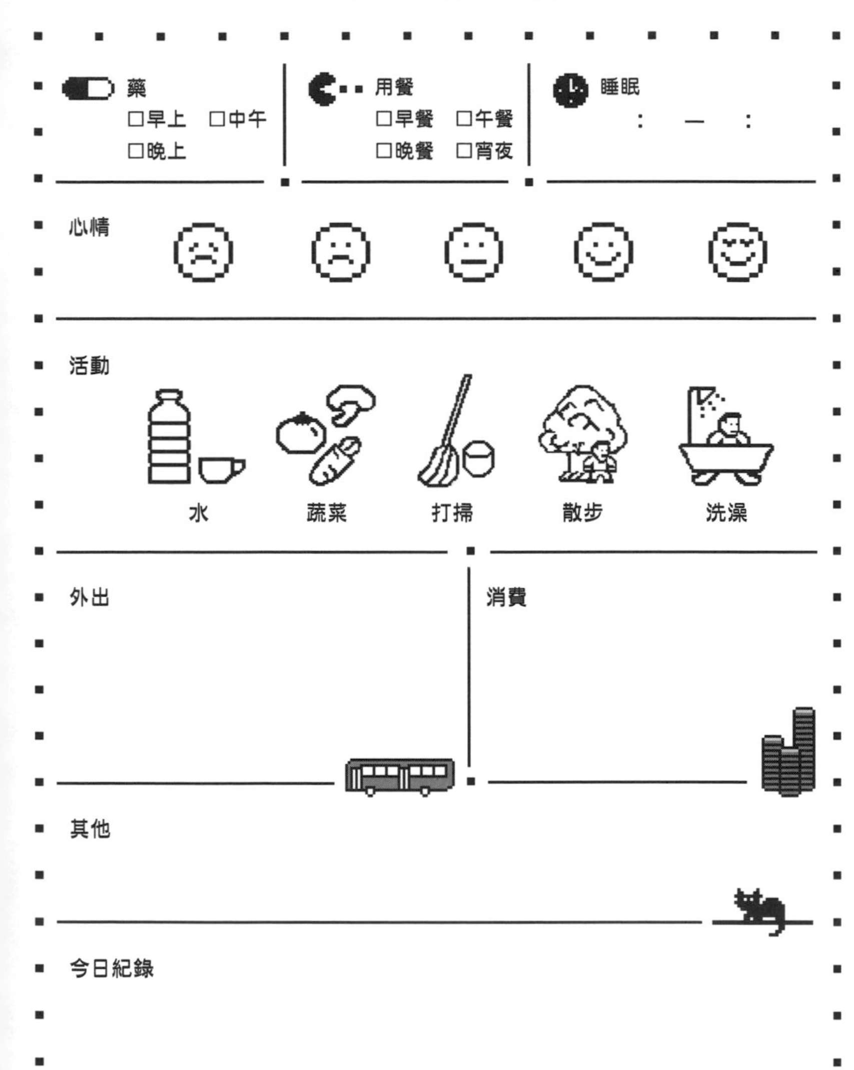

藥
□早上　□中午
□晚上

用餐
□早餐　□午餐
□晚餐　□宵夜

睡眠
：　—　：

心情

活動

水　蔬菜　打掃　散步　洗澡

外出

消費

其他

今日紀錄

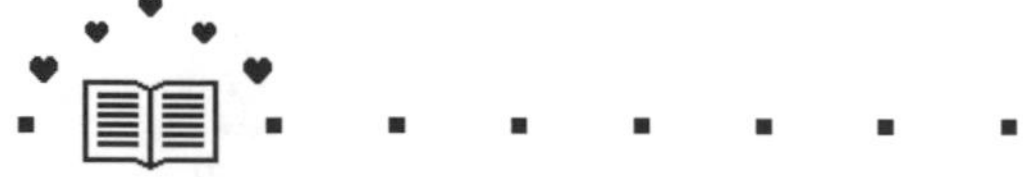

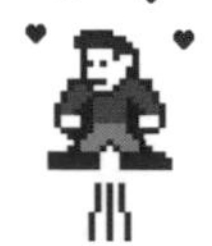

年　　月　　日

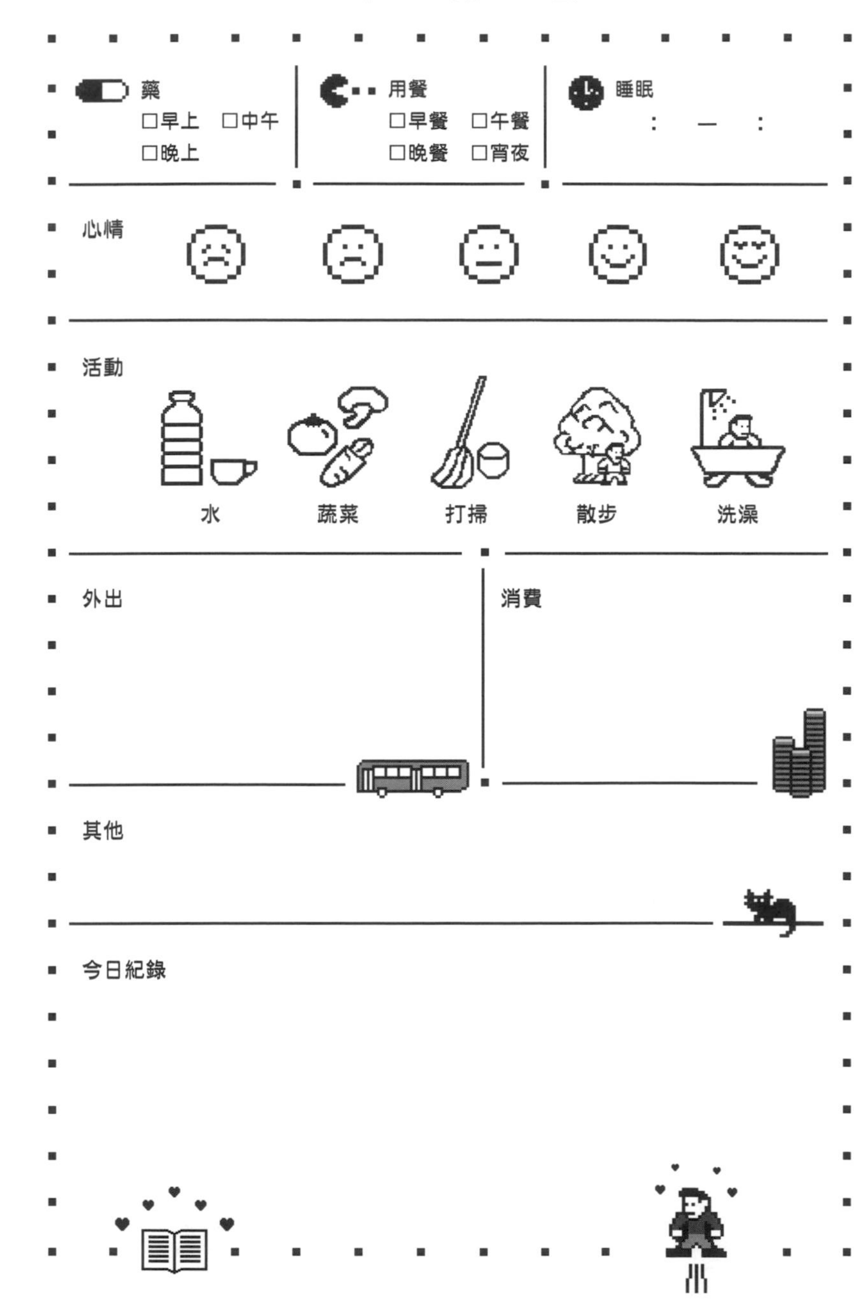

藥
□早上　□中午
□晚上
用餐
□早餐　□午餐
□晚餐　□宵夜
睡眠
:　—　:
心情
活動
水
蔬菜
打掃
散步
洗澡
外出
消費
其他
今日紀錄

年　　月　　日

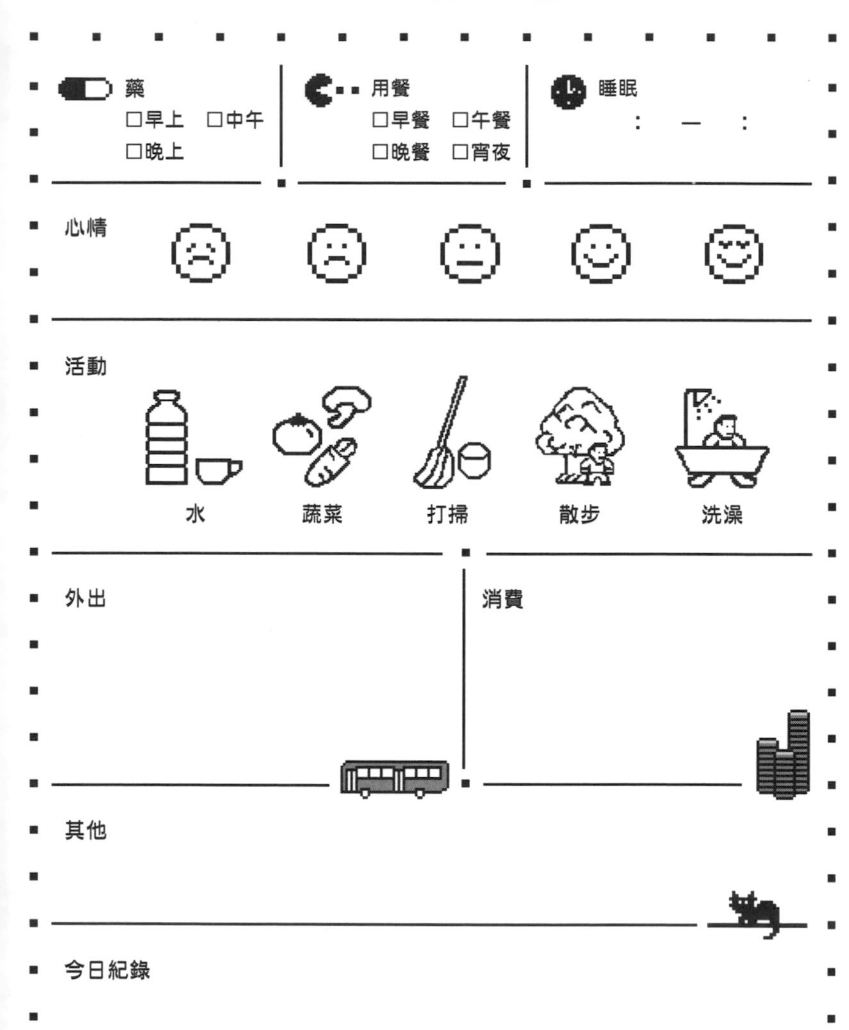

藥
□早上　□中午
□晚上

用餐
□早餐　□午餐
□晚餐　□宵夜

睡眠
:　—　:

心情

活動

水　蔬菜　打掃　散步　洗澡

外出

消費

其他

今日紀錄

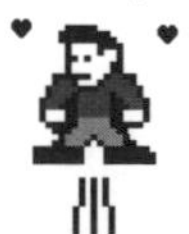